MÉTHODE

POUR GUÉRIR

LES MALADIES VÉNÉRIENNES

INVÉTÉRÉES.

IMPRIMERIE DE J. B. KINDELEM.

MÉTHODE

POUR GUÉRIR

LES MALADIES VÉNÉRIENNES

INVÉTÉRÉES,

QUI ONT RÉSISTÉ AUX TRAITEMENS ORDINAIRES,

Par Étienne SAINTE-MARIE,

Docteur en médecine de la Faculté de Montpellier, membre de l'Académie de Lyon, de la Société de médecine de la même ville, et de plusieurs autres Sociétés savantes et littéraires.

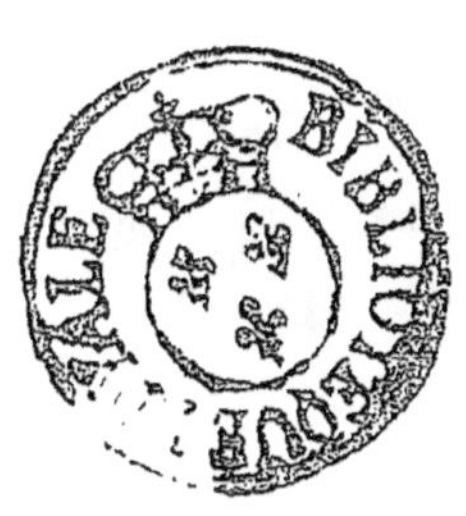

———————————

A PARIS,

Chez GABON, Libraire, rue de l'École de Médecine.

1818.

INTRODUCTION.

Dans ce tableau mobile et varié des infirmités humaines que l'exercice de la médecine étale sans cesse à mes regards, une direction particulière de la confiance, dont je suis bien éloigné de me plaindre, a plus souvent arrêté mon attention sur les maladies vénériennes. C'est ainsi qu'elles sont devenues pour moi un objet spécial d'étude et d'observation. Et quel autre poste est plus favorable que le séjour d'une grande ville, pour rassembler, relativement à ces maladies, tous les termes de comparaison qui peuvent en éclairer la doctrine?

Dans ces cités bruyantes, où s'agite une population active et laborieuse, tous les genres de dépravation sont connus et se propagent avec rapidité; corruption déplorable sans doute, mais presque inévitable, toutes les fois qu'un travail sédentaire réunit un grand nombre d'individus de sexe différent dans un espace resserré. C'est un des cas où le travail, ce grand régulateur de la nature morale, trompe les vues de son institution primitive.

Parmi les maux de toute espèce qui dérivent de cette source, le vice vénérien n'est pas le dernier à naître. Ce fléau destructeur dévore lentement ces grandes tribus sociales, et, sans exagérer ses ravages, on peut assurer qu'il les décime chaque année; non pas toujours en produisant les effets qui lui sont propres, mais bien plutôt en déguisant ses coups, en déterminant une foule de maladies organiques dont on est loin souvent de soupçonner la vraie origine.

Aussi est-il reconnu depuis longtemps que les meilleurs ouvrages sur les maladies vénériennes sont sortis des hôpitaux spécialement affectés à leur traitement, ou des grandes villes, dans lesquelles tant d'élémens divers, le luxe, la misère, le mélange des individus, la facilité des rapports, l'abus des communications, semblent plus particulièrement les produire et les concentrer.

Telle a été l'origine de l'expérience que j'ai pu acquérir : mais je dois à quelque chose de plus qu'à l'habitude de voir souvent ces maladies, les succès qui ont quelquefois couronné mes traitemens; succès sans gloire, obtenus aussi par d'autres, plus heureusement peut-être, et dont j'oserois à peine parler, si le soulagement de l'humanité, dans l'une de ses plus honteuses misères, n'étoit pas le premier bien qui en fait aimer le souvenir.

Quand je me rends compte des moyens par lesquels j'ai pu remporter ces faciles avantages, il me semble que je dois placer en première ligne l'attention que j'ai de n'adopter exclusivement aucune méthode curative. Je ne borne pas mon choix à trois ou quatre, je l'étends à toutes celles dont l'efficacité m'est bien démontrée; je les appelle toutes, les unes après les

autres, au secours de la nature souf-
frante, selon l'ordre de leur emploi
déterminé par les circonstances
données de la maladie que j'ai sous
les yeux.

Ces circonstances ne se rappor-
tent pas seulement à l'espèce de
maladie vénérienne à traiter, mais
elles embrassent encore l'ensemble
des indications relatives au tempérament des malades, à leur constitution, à l'état physiologique particulier dans lequel ils peuvent se
trouver. Cette dernière condition
regarde plus spécialement les femmes, dont les divers états de menstruation, de grossesse, de couches,

d'allaitement, constituent autant de situations physiologiques particulières qui doivent être prises en considération dans le traitement.

Le problème thérapeutique consiste donc à trouver, relativement à la maladie vénérienne donnée, la meilleure méthode curative possible (1). Et qu'on n'aille pas

---

(1) Il faut bien que ce principe soit fécond en vues importantes, puisque l'un des plus grands médecins du dernier siècle, Zimmermann, en a généralisé l'application au traitement de toutes les maladies. Dans l'un des deux livres destinés à compléter le traité de l'expérience en Médecine, ouvrage resté imparfait, un des chapitres devoit avoir pour titre : *De l'examen des rapports d'un remède et d'une méthode à la maladie.* On

croire que la question peut être résolue par le seul empirisme. Je soutiens, au contraire, que souvent sa solution est purement rationnelle, ou qu'elle exige au moins un heureux concours des connoissances physiologiques et de l'expérience pratique. Je ne parle point des livres, guides infidèles à cet égard, et dans lesquels on ne trouve guère que des préceptes vagues, généraux et d'un difficile usage. *Generalia nimis*, a dit Bacon, *ad*

peut voir le plan qu'il a tracé lui-même à celui qui voudroit continuer et terminer son travail, dans l'éloge de Zimmermann par Tissot. *Lausanne*, in-8°, 1797, pag. 36 et 37.

praxim non conducunt. Ce grand homme entendoit par-là que les faits-principes, qui sont toujours l'expression la plus générale des notions diverses dont se compose une science, ne conduisent pas directement aux faits-pratiques, c'est-à-dire aux règles dont l'ensemble constitue l'art. Ces deux ordres de sujets sont séparés par un intervalle qui semble interrompre la chaîne de leurs rapports. C'est à la logique à le combler, à trouver les propositions intermédiaires qui lient des parties si éloignées d'un même tout ; et ces propositions, successivement amenées les unes par les autres, sont comme l'élargissement continu et insensible d'une pyramide depuis son sommet jusqu'à sa base.

L'insuffisance des préceptes exprimés dans les livres m'engagea à faire moi-même cette étude thérapeutique, et, pour procéder d'une manière plus sûre dans cette investigation du rapport naturel, nécessaire, des traitemens et des maladies, je m'aidai du double appui de l'expérience et du raisonnement; je soumis chaque donnée de l'une à la discussion de l'autre. Je découvris, de cette manière, que la méthode exposée dans cette dissertation est la plus efficace de toutes dans les véroles qui affectent plus particulièrement les os, la peau, le cuir chevelu, le système nerveux. J'ai déterminé, d'après les mêmes principes, la préférence que méritent les méthodes anti-vénériennes purgatives dans les bubons, les ulcères de l'arrière-bouche, les surdités vénériennes ; et c'est en effet dans ces cas que les pilules de Belloste, le muriate mercuriel doux uni à la rhubarbe, la méthode de Desault, médecin de Bordeaux, qui consiste à employer alternativement les frictions mercurielles et les purgatifs, produisent des effets merveilleux. La même marche ex-

périmentale m'a conduit à reconnoître l'utilité du rob de Laffecteur
dans les véroles anciennes qui n'ont
épargné presque aucun système,
sur-tout si l'emploi du mercure a
précédé, et que le corps soit encore
saturé de cette substance. Je dis
saturé, faute d'une expression plus
convenable qui ne se présente pas
dans ce moment ; car ce mot n'offre
point une idée exacte, et ne sauroit être souffert dans un langage
thérapeutique un peu sévère.

Je ne me suis pas abstenu des
méthodes les plus inusitées, de
celles mêmes que d'injustes pré-
ventions ont vouées à l'oubli. La

méthode, entièrement tombée en désuétude, que je cherche aujourd'hui à remettre en honneur, est une preuve suffisante de mon impartialité. J'ai prescrit quelquefois les bains de sublimé corrosif, et les ai trouvés extrêmement utiles dans les maladies vénériennes qui portent leur impression sur la peau. Je me suis conformé aux règles de leur emploi tracées par Baumé (1), qui ordonne trente bains pour un traitement, un demi-grain d'abord, et ensuite plusieurs grains de sublimé par livre d'eau, deux heures

____

(1) Chimie expérim. et rais. V. 2, p. 418-420.

d'immersion, et pendant la durée du bain, une boisson abondante de bouillon de veau ou de tisane de guimauve. Déjà, en 1796, j'avois été témoin, à l'hôpital des vénériens de Montpellier, d'une heureuse guérison opérée par M. Fages, chirurgien-major de cet établissement, à l'aide de ces bains mercuriels. Le sujet de l'observation étoit un soldat de l'armée des Pyrénées, atteint d'une dartre écailleuse, d'origine vénérienne, qui lui couvroit tout le corps. Différentes méthodes anti-syphillitiques avoient été inutilement essayées; on eut recours aux bains de sublimé corrosif. On commença par cent grains de ce sel pour la quantité d'eau que peut contenir une baignoire ordinaire. La dose fut rapidement portée à cinq cents grains, et je crois me rappeler qu'avant le 24.me bain la guérison étoit à peu près complète.

Je n'ai pas négligé non plus, malgré le discrédit dans lequel ils sont tombés, les lavemens anti-vénériens de Royer, dont l'emploi exige tant de prudence, et ne s'applique d'ailleurs qu'à un petit nombre de symptômes, par exemple, aux fonguosités récentes et indolentes de l'intestin rectum. Les fumigations de cinabre avoient été abandonnées, faute d'une machine convenable pour concentrer la vapeur, et la diriger avec précision sur la partie malade. La découverte des bains par encaissement, fait espérer qu'un jour l'usage en sera rétabli. Je fonde sur la faveur toujours croissante de ces utiles appareils, l'espérance de voir notre thérapeutique anti-vénérienne s'enrichir de la méthode éminemment perturbatrice des Russes, qui consiste dans l'usage simultané d'une solution de sublimé corrosif et des bains d'étuves. Le sublimé, dans nos méthodes ordinaires, agit par les selles et par les urines. En

déterminant

déterminant vers la peau une partie de ses effets, les étuves généralisent davantage son action ; et un plus grand nombre de systèmes organiques prennent part à cette excitation salutaire, qui est peut-être dans les mains de la nature le vrai moyen de guérison, qui l'est plus certainement au moins, que la neutralisation imaginaire d'un prétendu principe vénérien auquel on accorde, dans une hypothèse surannée et peu digne de la physiologie moderne, une sorte d'existence matérielle.

Que dirai-je de la salivation mercurielle, considérée comme moyen

de guérison ? Je n'ai jamais cherché
à l'exciter, et, dans l'état actuel
de nos connoissances, je crois
qu'un médecin prudent et éclairé
observera la même réserve. Mais
n'est-elle jamais curative, ainsi
qu'on affecte de le dire, et faut-il
absolument la proscrire dans tous
les cas possibles ? Je ne le pense
pas, et un fait bien concluant que
je vais rapporter donnera la mesure
de ce doute, beaucoup mieux que
ne sauroient le faire de longs rai-
sonnemens. J'avois traité avec peu
de succès, pendant plusieurs mois,
et par différentes méthodes, la
femme d'un ouvrier en soie de cette

ville, atteinte d'une vérole ancienne tellement généralisée, que presque tous les systèmes de l'économie en recevoient quelque impression. Elle s'ennuya de mes soins, qui la soulageoient sans la guérir ; et moi - même, fatigué d'une confiance à laquelle je répondois si mal, j'en provoquois depuis long-temps le changement. Un habile médecin que j'avois indiqué ne traita pas la malade avec plus de succès. Elle eut alors recours à un vieux chirurgien qui avoit exercé jadis, lorsqu'il avoit une main plus ferme, la profession de barbier. Ce dernier venu reprit

le traitement par les frictions mercurielles, que j'avois déjà inutilement employées. Il faisoit frotter,
tous les jours, de grandes surfaces
du corps avec un onguent de mercure non-dosé, sans interposer les
bains, sans priver la malade d'aucun aliment, d'aucun exercice en
plein air. Il entroit dans son plan,
dans ses vues, si toutefois l'on
peut supposer qu'un empirique a
des vues et un plan, de produire
très - promptement la salivation.
Elle arriva en effet après la quatrième friction, et fut excessive
pendant vingt-un jours; elle continua avec plus de modération pen-

dant les quatorze jours suivans, et ne cessa bien qu'après le quarante-cinquième jour, laissant dans la bouche des désordres irréparables, et sur les ailes du nez et aux paupières des rougeurs qui persistèrent plusieurs mois après le traitement. Mais cette vérole rebelle aux combinaisons les plus rationnelles de l'art, fut guérie, entièrement guérie et sans retour, par l'artifice grossier de l'empirisme.

La salivation étoit en grande réputation autrefois pour guérir les maladies vénériennes ; elle fut même une des premières méthodes que l'on connut dans l'origine de cette contagion singulière. Le mercure n'étoit pas censé guérir, s'il ne déterminoit un *flux de bouche* comme on disoit alors. L'expérience de ce moyen curatif est aujourd'hui entièrement perdue pour nous, et il faudroit le reprendre comme nouveau pour rétablir les règles de son emploi. C'est la dernière des méthodes, j'en conviens, à cause de ses inconvéniens, de ses dangers, et sur-tout parce que nous n'avons que des moyens précaires pour régler l'action du mercure et la renfermer dans de certaines limites : mais c'en est une qui pourroit trouver son application dans des cas graves, désespérés, lesquels restent encore à déterminer d'une manière plus exacte.

Déjà je vois qu'en Angleterre l'usage de la salivation mercurielle a été repris avec succès dans le traitement des névralgies faciales (1). D'un autre côté, cette méthode peut être assimilée à celles qui guérissent la vérole en produisant un flux; et ces méthodes rapprochées les unes des autres, comparées entr'elles, forment dans la thérapeutique anti - vénérienne un

______

(1) Annales de littérature médicale étrangère, par J. F. Kluyskens.

genre distinct de moyens curatifs, comprenant sous lui comme autant d'espèces, la salivation mercurielle, la méthode purgative de Desault, celle qui fait le sujet de cette dissertation, et quelques autres dont j'entrevois seulement le mode d'action sans pouvoir le déterminer plus précisément.

Au reste, cette ardeur de guérir ne m'a point fait illusion sur les moyens, et le désir d'augmenter les prodiges de l'art ne m'a jamais abusé sur la valeur des substances capables de les opérer. J'ai toujours sévèrement jugé ces agens de la thérapeutique, soit pris isolément,

soit coordonnés d'une manière méthodique ; et discernant ceux qui
étoient inutiles ou dangereux, je
les ai constamment rejetés de ma
pratique. Après avoir prescrit quelquefois, et toujours avec des succès
éphémères, les pilules et le sirop
de Mittié, j'ai entièrement renoncé
à leur usage. Les bouillons de lé-
zards, qui ont eu un moment de
vogue et de célébrité dans le traitement des maladies vénériennes,
n'ont pas surpris long-temps ma
confiance déjà prévenue contre
eux par les observations de We-
dekin. J'ai reconnu, par des essais
réitérés, que la racine d'astragale

(*Astragalus exscapus*, L.), la saponaire, la douce-amère, quelques extraits vireux, tour à tour prônés et décriés, étoient tout au plus d'utiles auxiliaires, et ne pouvoient seuls, c'est-à-dire sans le secours de moyens plus directs, opérer des guérisons durables.

Mais ce n'est point assez de trouver une méthode curative qui, dans l'état donné par les symptômes et les circonstances physiologiques accessoires, soit la plus efficace possible. Il n'importe pas moins peut-être au succès du traitement de réduire la maladie, avant de l'attaquer par les moyens qui lui sont propres, à sa plus simple expression. J'appelle ainsi la purger de toutes les complications, susceptibles d'être enlevées, qu'elle rencontre dans un corps déjà malade, languissant, ou mal disposé au moment de l'infection. Je ne tiens point compte ici, faute de pouvoir agir convenablement sur elles, de ces complications plus graves, nées d'altérations organiques commencées, qui modifient l'exercice de la vie par le changement même dans la forme des instrumens ou organes auxquels elle est appliquée, et qui, sans être encore des maladies, donnent seulement au corps une autre constitution, une seconde nature.

C'est aussi une espèce de complication qu'il faut atténuer, que le mode nerveux ou inflammatoire qui est comme la forme sous laquelle la maladie exprime plus particulièrement ses symptômes, quel que soit d'ailleurs le siége de ces symptômes, leur espèce, leur caractère. Si le mal affecte une allure inflammatoire, il faut la corriger d'abord par les saignées générales ou locales, les bains tièdes multipliés, la diète, ou le régime qu'on appelle anti-phlogistique. Si c'est l'élément nerveux qu'il faut réprimer, et il domine presque toujours dans l'état chronique de ces maladies, comme l'inflammatoire dans leur état aigu et récent, l'opium rend les plus grands services, et les bains sont encore ici d'un heureux secours.

Ce ne sont point là de vaines préparations ; ce n'est point un temps perdu que celui qui leur est consacré. La nature se réjouit de ces retards, et le traitement marche avec plus d'assurance, abrégé par ces lenteurs. Plus la maladie est simplifiée, plus le spécifique ordinaire agit promptement, efficacement. Il m'est arrivé plus d'une fois, après de longues préparations, motivées par l'insuffisance des traitemens antérieurs, de ne plus retrouver les symptômes que je me proposois d'attaquer.

Malgré tant de soins raisonnés qui semblent assurer le succès, toutes les difficultés ne sont pas encore surmontées, et cette maladie trompe souvent les plus savantes combinaisons de la prudence humaine. Et quel médecin pourroit se flatter, eût-il puisé deux fois dans le sein des dieux l'intelligence qui éclaire sa pensée, de reconnoître toujours cette perfide maladie à travers tous les dé-

guisemens qu'elle affecte ? Dans
son état primitif elle a des caractères qui lui sont propres, mais
que la mobilité des nerfs tend
bientôt à effacer. A mesure que
son empreinte première disparoît,
elle se perd dans un vague immense ; elle ressemble à tout ; elle
se confond avec les maladies les
plus disparates. On a comparé la
goutte à un protée, que tous les
efforts des nosographes n'ont pu
saisir encore sous des traits constans et réguliers. La vérole seroit
plus rebelle encore à leurs classifi-
cations, s'ils s'arrêtoient seulement
aux formes innombrables qu'elle

revêt en devenant chronique. C'est en s'élevant à une idée plus générale, plus complexe, à cette idée, par exemple, qu'elle consiste dans une affection particulière et contagieuse des ganglions et des vaisseaux lymphatiques, qu'on a pu lui donner un caractère générique à peu près fixe, et en systématiser l'étude.

Pour ne parler ici que des formes les plus singulières de la maladie vénérienne, de ces formes bizarres, insidieuses, sous lesquelles trop souvent déguisée elle semble défier l'artifice du diagnostic le plus subtil, combien de fois ne l'a-t-on pas

pas vue prendre l'aspect de la dartre écailleuse, et ne laisser pas même autour de l'éruption ce fameux cercle cuivré, symptôme faussement regardé comme pathognomonique, et sans lequel la plupart des médecins perdent ses traces? Que de rhumatismes goutteux n'ont pas d'autre origine qu'une ancienne vérole, et, pour mieux tromper le médecin, affectent d'épargner le malade pendant la nuit, pour l'accabler pendant le jour des plus atroces douleurs! Que de scorbuts, que d'ulcères, non du pharynx, mais de la bouche, sont dus à une maladie vénérienne dégénérée! J'ai vu quelquefois l'œdème des membres inférieurs, l'hydropisie, la leucophlegmatie annoncer un de ses états les plus chroniques; Bell avoit observé la même chose; il l'assura, et l'on ne voulut point croire à son assertion. On parle de phthisies tuberculeuses vénériennes; j'en ai vu un exemple remarquable. Le mal avoit commencé par une blennorrhagie, que le malade supprima bientôt en buvant avec excès une décoction concentrée de feuilles de chicorée amère, qu'il se prescrivit lui-même. Plusieurs fois, pendant le cours de la phthisie, la nature, par l'effet d'un mouvement conservateur , engorgea les glandes inguinales. Je favorisai le développement des bubons par tous les moyens possibles, espérant, à chaque crise que la nature opéroit de ce côté, pouvoir y entraîner toute la masse de la maladie. Vains efforts, secours inutiles! Le malade, qui étoit le fils d'un de mes anciens professeurs, et auquel je prodiguai tous les soins les plus empressés, par affection autant que par reconnoissance, succomba à une désorganisation tuberculeuse des poumons, qui fut consommée en moins de deux mois. J'ai dit quelque chose du traitement dans une note de ma traduction des maladies chroniques de Quarin (1). Outre la rapidité avec laquelle cette phthisie parcourut ses périodes, je dois encore remarquer, comme un caractère qui appartient plus spécialement peut-être à cette espèce, que le malade éprouva de très-bonne heure des aphtes nombreux, douloureux, fétides, qui exigèrent un traitement à part.

J'ai vu deux fois la vérole prendre le caractère de la jaunisse. Dans l'un des deux cas, le mal étoit si évident, que l'ictère alterna plu-

____

(1) Voyez cet ouvrage à la page 330.

sieurs fois avec des chancres à la verge. Je traitai la maladie dans son état de jaunisse, et je la guéris complètement par le calomel, remède déjà si propre à rétablir les sécrétions du foie lorsqu'elles sont supprimées, et réputé si utile dans les maladies de cet organe qui dépendent de toute autre cause. On connoît l'efficacité du calomel dans les affections bilieuses des pays chauds ; on sait quels services il rendit à Fincke dans l'épidémie du comté de Tecklembourg.

Qu'il seroit à désirer que quelque main savante, exercée à peindre les maladies dans leurs diverses

nuances, entreprît, pour les affections vénériennes, le travail que le
célèbre médecin westphalien a si
heureusement exécuté pour les maladies bilieuses ! Abandonnant aux
pinceaux vulgaires les formes communes et usitées de la fièvre bi-
lieuse, tant de fois dessinées et
reproduites depuis Hippocrate, il
s'attacha plus particulièrement à en
décrire les nombreuses anomalies
dans une épidémie qui lui offroit
une grande variété de faits et d'observations. Des toux, des dysp-
nées, des hémoptysies, des hémor-
roïdes, rebelles à tous les remèdes,
furent rapidement guéries dès qu'on

eut abandonné la marche ordinaire pour les attaquer par les évacuans de la bile ou par des remèdes qui agissoient spécialement sur l'organe hépatique. La détermination précise des véroles latentes, larvées, dégénérées, seroit plus utile encore, et rempliroit une lacune immense.

Tout reste encore à faire dans cette partie du genre qu'on appelle la syphilis, et l'on n'a bien déterminé jusqu'à ce jour qu'une espèce masquée, la fièvre intermittente vénérienne, qui résiste au quinquina, et ne cède précisément qu'aux mercuriaux. On trouve des

observations isolées, mais bien concluantes, pour établir cette espèce,
dans Baillou (1), Deidier (2),
Monro (3) et Plenck (4). La sur-
dité vénérienne, que j'ai traitée
plusieurs fois, me paroît presque
aussi exactement déterminée : mais
je me garderai bien d'admettre,
sans des observations plus posi-
tives, quelques espèces vaguement
indiquées dans les auteurs, telles
que la paralysie et l'épilepsie vé-

____

(1) Op. omn. T. II, p. 97 et 117.
(2) De morbis venereis. Obs. 4.
(3) Ess. d'Edimb. V. 5, obs. 47.
(4) Doct. de morb. ven. Ed. 2.ᵉ *Viennæ*, 1787,
p. 140.

nériennes, l'impuissance dépendante de la même cause, etc. Ces maladies peuvent bien survenir par l'effet de vices organiques provenant de la vérole; mais il faut mieux déterminer qu'on ne l'a fait jusqu'à présent les cas où elles naîtroient, comme on le doit supposer pour en faire des espèces, de l'impression directe du vice vénérien sur les nerfs eux-mêmes et indépendamment de toute altération organique.

Ce n'est pas dans les hôpitaux ouverts aux vénériens qu'on peut rassembler les matériaux d'un semblable travail; on ne voit là que les formes les moins équivoques de la syphilis, que ces formes grossières, vulgaires, effrayantes, impossibles à méconnoître pour les yeux même les moins exercés. Les autres hôpitaux ne sont pas plus favorables à l'étude des modèles que nous indiquons. On y traite cependant un grand nombre de maladies vénériennes larvées; mais c'est le plus souvent sans le savoir. Elles échappent à l'observation, faute d'une histoire exacte, fidèle, sincère des maladies antérieures, qui seule pourroit donner le secret des dégénérations qu'elles affectent.

La pratique civile offre un champ plus vaste, plus propre à ce genre d'observations. Les hommes adonnés au libertinage par tempérament, par caractère, par habitude, sont les vrais sujets de cette étude clinique, pour le médecin sur-tout qui les a suivis pendant de longues années, qui ne les a presque jamais perdus de vue, soit dans les désordres de leur fougueuse jeunesse, soit plus tard, lorsque unis à des femmes vertueuses ils forment le projet, souvent mal exécuté, d'une conduite plus régulière. Que de filles brillantes de grâces et de santé auprès de leurs tendres mères,

perdent rapidement tous ces avantages dans les bras d'un époux ! On
accuse la grossesse, l'enfantement,
les suites de couches, le lait, des
règles peu régulières, la fausse vi-
gueur d'un mari énervé et vieilli
avant l'âge ; on s'en prend à tout ;
on soupçonne tout, hors la vraie
cause de ces funestes langueurs.
Que d'êtres intéressans, nés dans
ces déplorables circonstances, ex-
pient par une enfance infirme, mal-
saine, débile, toute consumée dans
la douleur et les remèdes, l'erreur
alors irréparable de ceux à qui ils
doivent le malheur de la vie !
C'est au médecin honnête qui de-

mandoit à ces imprudens d'utiles délais, commandés par leur santé, c'est à lui de suivre plus tard toutes ces transformations d'un mal qu'il n'a pas eu le temps de guérir ; c'est à lui d'abattre les cent têtes de l'hydre, renouvelées d'une seule qui restoit à extirper, et de fermer l'abîme où une génération entière va successivement s'engloutir. Depuis que le mal vénérien règne en Europe, que de noms illustres ont cessé d'être transmis, que de maisons languissent sans postérité, par l'influence secrète de cette contagion qui corrompt la vie dans ses sources !

D'un autre côté, quel contraste! Des hommes coupables d'une erreur unique, expiée depuis long-temps, et presque aussitôt réparée qu'elle fut commise, viennent s'accuser encore après plusieurs années, m'accabler de leurs doutes, de leurs craintes, de leurs perplexités, au moment de former un établissement qui va combler tous leurs vœux. Des souvenirs amers se réveillent tout à coup; ils ne sont point assez sûrs de leur santé; ils ne se trouvent point assez dignes de l'épouse qui va mêler son sang avec leur sang; ils sont préparés à tous les sacrifices; ils ne craignent aucune privation , aucun retard , pas même de manquer l'établisse-ment, objet de leur ambition. Ils sollicitent avec instance des re-mèdes efficaces , pour assurer le sort d'une progéniture dans laquelle leur existence va désormais se con-fondre. Ces craintes délicates pro-mettent à la société et à l'état de vertueux citoyens , et les mariages formés sous ces auspices sont tou-jours bénis par les dieux. C'est là le plus grand nombre des hommes, et je ne crains point de l'affirmer : car c'est une effronterie, une dé-pravation, une insulte à la morale, que de peindre toujours les mœurs

générales aussi mauvaises que le
sont quelquefois les mœurs particulières.

En respectant, comme je le dois,
ces scrupules honnêtes, je les juge
cependant en médecin, et je n'ai
point la foiblesse d'y céder, à
moins que quelque symptôme évident, manifeste, bien établi, ne
donne aux plaintes des malades un
fondement plus réel dans la nature
que l'excessive délicatesse de leur
conscience ; et certes, ce n'est pas
la moindre preuve que je pourrois
produire de ma réserve et de mon
impartialité à juger du vice vénérien, toutes les fois que sa présence

dans

dans le corps peut être un sujet de doute : car on pourroit croire qu'accoutumé à le traiter souvent, je suis naturellement porté à le supposer par-tout.

Il n'en est pourtant rien, et je serai peut-être le premier à signaler une maladie assez fréquente des parties naturelles, qu'on a souvent confondue, faute d'un examen plus attentif, avec des chancres vénériens commençans. Je n'ai point trouvé cette maladie décrite dans les livres, et jusqu'à présent je ne la connois que par mes propres observations. Elle consiste en des aphthes sur le prépuce, ronds, superficiels, humectés d'un fluide blanc ou roussâtre, un peu douloureux par le contact de l'urine ou des vêtemens, entourés d'un cercle rougeâtre, ou plutôt élevés sur une petite pustule rouge, grands comme la tête d'une épingle, et même quatre fois plus; survenant tout à coup et sans cause connue dans l'espace d'une nuit, remarquables le matin quand on se lève par une démangeaison légèrement douloureuse qui avertit de leur présence, guérissant d'eux-mêmes, après quelques jours, par une croûte qui se forme à leur surface, mais reparoissant bientôt après avec la même facilité. Les jeunes gens qui éprouvent ce symptôme quelques jours après s'être livrés à une femme suspecte, en sont singulièrement effrayés. L'aspect trompeur du mal, son siége, l'impatience des malades, entraînent facilement dans les mêmes craintes le médecin qui examine ce symptôme trop légèrement, ou qu'une expérience antérieure n'a pas suffisamment éclairé sur sa valeur.

Cette éruption cependant est absolument indépendante du vice vénérien. Quand les soins de propreté ne suffisent pas pour la dissiper bientôt, je fais saupoudrer

les aphthes avec un peu de borax
(borate de soude) seul, ou mêlé
avec la poudre de quinquina, et le
mal ne tarde pas à disparoître. Je
n'ai pas été aussi heureux à en
prévenir le retour, et jusqu'à présent les vésicatoires, le soufre, le
mercure, les sudorifiques, les anti-
scorbutiques m'ont paru à peu près
inutiles. Je pourrois rapporter un
grand nombre d'exemples de cette
éruption pseudo-syphilitique ; je
bornerai mes citations au suivant,
le plus remarquable en ce genre
de tous ceux que je trouve con-
signés dans mon journal d'observation. »

Un habitant de cette ville, âgé de 32 ans, exerçant une profession libérale, éprouva en 1814 cette espèce d'éruption avec tous les caractères que je viens de décrire. Comme il avoit essuyé un an auparavant une vérole des plus graves, dont je l'avois parfaitement guéri, et que sa conduite, malgré les sermens qu'il avoit faits, commençoit à être moins régulière, il eut des craintes très-vives sur son état. Après l'avoir attentivement examiné, je l'assurai que ce n'étoit ni un renouvellement de l'ancien mal, ni un fruit de ses dernières imprudences. Je ne réussis point à le convaincre, et pendant plusieurs jours il me fatigua de ses plaintes et de ses inquiétudes. Je l'engageai alors à consulter d'autres médecins de la ville, et je lui indiquai, parmi les plus célèbres, ceux qui passoient pour avoir fait une étude plus approfondie des maladies vénériennes. Le premier qu'il alla voir lui assura qu'il avoit des chancres, et qu'il falloit commencer au plutôt, vu le peu d'activité des symptômes, un traitement par les frictions mercurielles. Le second, plus prudent, sans caractériser précisément la maladie, conseilla d'attendre que la nature se fût expliquée plus clairement. Le mal cessa de lui-même pendant ces délibérations; mais au bout de quinze jours il reparut avec plus d'intensité que la première fois. Nouvelles perplexités de la part du malade; nouvelles instances pour commencer le traitement indiqué par le premier médecin, qu'il jugeoit avoir le mieux connu son mal. Je fus aussi inébranlable que je l'avois été d'abord. Les aphthes passèrent encore sans autre secours que des soins de propreté; mais cinq semaines après ils se manifestèrent de nouveau. Le malade sollicitoit toujours des remèdes, et des re-

mèdes actifs. Non-seulement je re-
fusai d'en prescrire, mais je l'engageai, dans l'état même où il se
trouvoit, à communiquer avec sa
femme qu'il avoit cessé de voir
depuis deux mois, l'assurant que
je prenois sur moi la responsabilité
d'un semblable conseil. Il s'en dé-
fendit vivement; j'insistai avec plus
de force; il céda enfin, mais ce
fut par déférence pour moi, et avec
le cœur troublé comme un homme
qui s'engage à commettre une mé-
chante action. Il n'en résulta pourtant rien de fâcheux; il commença
à prendre quelque confiance dans
mon opinion, et finit par mépriser

une maladie qui lui avoit d'abord causé tant d'inquiétude. J'avois perdu le malade de vue, lorsqu'en janvier dernier il vint me consulter pour une indisposition qui n'avoit aucun rapport avec les précédentes. Après lui avoir donné mon avis, je lui parlai des aphtes au prépuce; et il me dit que depuis vingt mois seulement il en étoit exempt sans avoir fait aucun remède, ainsi que je l'avois toujours prescrit.

Je n'ai jamais rien observé de semblable sur les femmes ; mais elles sont sujettes à une autre maladie des parties naturelles, qui pourroit avoir quelque rapport avec celle que je viens de décrire; qui n'en est peut-être qu'une variété.

Elle consiste dans une exfoliation aphtheuse de la vulve et de l'entrée du vagin. La membrane muqueuse, ainsi dépouillée, offre une vive rougeur, avec proéminence ou saillie des papilles; elle est uniformément excoriée et très-sensible. Le moindre mouvement de locomotion y cause d'affreuses douleurs, sans doute à cause du frottement qu'éprouvent alors les parties enflammées. La sortie de l'urine n'est pas moins douloureuse. Cette maladie est, comme la précédente, facile à soulager; mais il n'est point aussi aisé d'en prévenir les retours. J'ai employé une fois avec un succès remarquable le suc exprimé de grande ciguë (*Conium maculatum*, L.), d'abord à la dose d'une cuillerée à café , ensuite à celle d'une cuillerée à bouche dans un véhicule approprié , pour une jeune ouvrière de cette ville , traitée long-temps comme atteinte du vice vénérien , et qui n'avoit que cette exfoliation aphtheuse du vagin , souvent renouvelée. Je n'ose assurer que ce soit là le vrai spécifique de cette singulière âcreté; je dirai seulement que les femmes sur lesquelles je l'ai observée , ainsi que les hommes qui m'ont offert des exemples de l'autre, avoient éprouvé des dartres ou la diathèse strumeuse, dont les dartres ne sont peut-être, comme le pensoit le célèbre docteur Selle, qu'une forme particulière.

En traitant des symptômes pseudo-syphilitiques et des abus auxquels ces symptômes mal jugés peuvent donner lieu, je dois indiquer aussi une autre source d'erreurs graves. Combien de fois n'ai-je pas vu des médecins méticuleux prolonger, au grand préjudice des malades, des traitemens anti-vénériens pour des symptômes qui ne dépendoient plus de la vérole, qui paroissoient tenir plutôt à l'action du mercure ; par exemple, pour des rougeurs ou efflorescences de la peau, pour des ophthalmies, pour des croûtes dans le nez survenues pendant les traitemens, et que je guérissois assez vîte par les saignées locales, les bains, le petit-lait, le suc des herbes fraîches quelconques et un régime végétal ? Telle étoit aussi la pratique de De Haën après la variole. Ce n'étoit point par les vésicatoires, les sétons, les cautères, et tous ces prétendus dépuratifs du sang, création d'un empirisme populaire, qu'il cherchoit à prévenir ou à guérir ce que l'on appelle si improprement les dépôts de la petite-vérole. Il leur opposoit quelques purgatifs, mais sur-tout la méthode anti-phlogistique ; et quoiqu'il ne parle précisément que de la saignée, on peut croire que les autres moyens qui composent cette méthode n'étoient pas négligés (1).

C'est encore la crainte d'abuser des préparations mercurielles dans le traitement même des chancres vénériens, mais des chancres vénériens dégénérés et passant à l'état

____

(1) Rat. med. cont. T. II, cap. v.

d'ulcères sordides (*Ulcera cacoe-thea*), qui m'a fait quelquefois in-terrompre tout à coup l'emploi du spécifique ordinaire pour lui subs-tituer le vin, le quinquina, un ré-gime tonique et analeptique. J'ai vu plus d'une fois ce changement produire les plus heureux effets, et conduire à la cicatrice, en moins de quinze jours, des chancres con-sidérables, auparavant stationnai-res, ou dont le mercure ne faisoit que pervertir de plus en plus le mauvais caractère.

Cette règle de conduite théra-peutique est empruntée à Barthès, comme l'idée de la précédente est

principalement due à **De Haën.**
Pour régulariser la distribution de
la puissance nerveuse dans les maladies où elle est essentiellement
dérangée, l'illustre professeur de
Montpellier employoit tour à tour,
et d'une manière brusque, les ex-
citans et les toniques, les débili-
tans et les relâchans. Il quittoit
tout à coup l'un de ces ordres de
moyens pour passer à l'autre. Ces
surprises, habilement ménagées,
ramènent quelquefois l'équilibre
dans les forces sensitives, et constituent une méthode curative des
ataxies aiguës et chroniques. Nul
doute qu'elles ne puissent être
quelquefois

quelquefois avantageusement appli-
quées à quelques cas de syphilis
invétérée, vu le caractère nerveux
de la maladie ; caractère que la
phlogose masque plus ou moins
dans le principe, mais que l'an-
cienneté du mal développe de plus
en plus, et qu'il emprunte peut-
être à son origine de l'acte éminemment nerveux, la génération,
auquel il est attaché comme condition ou circonstance morbifique. On
trouve dans l'ouvrage de M. Swediaur sur les maladies syphilitiques (1), quelques exemples d'ul-

(1) Lisez sur-tout la dernière édition. *Paris*,

cères bien décidément vénériens,
ou d'origine vénérienne, pour les-

1817, 2 vol. in-8. L'un des malades cités par
l'auteur avoit la verge dévorée par un chancre
énorme, que le mercure irritoit chaque jour davantage. Il consulta M. Swediaur, qui lui conseilla la décoction de brou de noix, un régime
nourrissant et l'air de la campagne. Ce conseil
étoit trop simple, trop facile à exécuter, trop
bon dans toutes ses parties, pour obtenir si vîte
la confiance du malade. Il faut combattre pour
faire passer un excellent avis : un mauvais ne
trouve pas les mêmes difficultés ; tous les pas-
sages lui sont ouverts. Il pénètre sans résistance
dans les cœurs et dans les esprits. Deux célèbres
médecins de Londres, dont M. Swediaur avoit,
par politesse, supprimé les noms dans les premières éditions de son ouvrage, furent aussi con-
sultés. L'un vouloit que le malade, déjà exténué
par le mercure, en reprît et continuât l'usage,
sans doute jusqu'à ce qu'il eût craché toutes les

quels il a fallu renoncer au mercure qui sembloit les aigrir, et

dents qu'il avoit encore dans la bouche. L'autre, qui faisoit plus de façon que son acolyte, proposoit simplement d'amputer la verge, ce qui est une bagatelle comme on pense fort bien. On apprend avec la plus grande surprise, dans cette dernière édition où les noms sont rétablis, que ces deux conseillers bénins étoient, l'un Percival-Pott, et l'autre Jean Hunter. Le malade eut la malice de guérir sans suivre leurs avis. Il se souvint trop tard sans doute, mais très-heureusement encore pour lui, du conseil de M. Swediaur, et il lui dut sa guérison qu'il auroit payée trop cher autrement. Tous les malades traités par des médecins célèbres qui se trompent, ne sont pas aussi heureux. C'est sans doute ce que vouloit dire un fameux maréchal de France qui étoit tombé malade dans une de ses terres éloignée des secours, et à qui l'on proposoit un habile médecin de la ville la plus voisine. Je n'en veux point.

5.

n'employer qu'un bon régime, des toniques doux et le séjour de la campagne.

Le changement de lieux indiqué dans les exemples que rapporte M. Swediaur , peut être encore plus généralisé ; et c'est dans les mêmes vues que j'ai conseillé à quelques malades, atteints de véroles anciennes , dégénérées, rebelles à tous les traitemens, à tous les soins, à toutes les méthodes , de changer de climat, de faire un

---

crioit-il à tue-tête ; qu'on aille plutôt chercher le chirurgien du village , au moins celui-là n'osera pas me tuer.

voyage de long cours , de renou-
veler toutes les habitudes physiques et morales dont l'ensemble
constitue le régime pris dans l'ac-
ception du mot la plus étendue.
J'ai puisé l'idée de ce conseil dans
l'observation de la nature ; j'ai eu
l'occasion de voir quelques maladies
vénériennes dont le cours a été sus-
pendu , et peut-être arrêté pour
toujours , par une grande révolution
morale qui a imprimé une nouvelle
direction aux forces de la vie. J'ai
vu aussi des véroles que la nature
seule a guéries ; je ne veux point
que l'on m'en croie sur parole :
mais j'interpelle ici les médecins

qui ont acquis dans cette partie de l'art une longue expérience, et je les somme de dire s'ils n'ont point aussi observé des guérisons spontanées de la syphilis, quoique l'empirisme proteste tous les jours, relativement à cette maladie dont il a fait depuis long-temps son patrimoine, contre le pouvoir de la nature.

On peut voir, d'après ce que nous avons dit, que nous ne manquons ni de méthodes pour traiter la vérole, ni de remèdes pour remplir les vues curatives de ces méthodes ; mais souvent ce sont là de fausses richesses, et nous sommes pauvres au milieu de tant de biens. Beaucoup de remèdes ne répondent point à notre attente ; les uns, parce que nous ne savons point nous en servir ; les autres, parce que nous neutralisons leurs vertus à force d'art, de mélange et de combinaison ; les autres enfin, parce que la fraude qui s'attache à eux les pervertit à leur origine, et les fait passer du commerce dans l'usage médical, falsifiés, corrompus, dénaturés, privés de leurs principes les plus importans. Ce n'est point assez d'avoir choisi avec discernement, d'avoir ingénieusement combiné les divers moyens d'une thérapeutique savante ; l'on n'a rien fait encore pour la guérison du malade, si les agens qu'on emploie manquent des qualités convenables. Quelques exemples feront connoître combien le soin de ces petits détails, qui peuvent paroître minutieux, importe au succès des traitemens.

Je commence cette revue par le sublimé corrosif (muriate suroxidé de mercure), le sel mercuriel le plus employé dans le traitement des maladies vénériennes, et le plus digne de l'être, soit parce qu'il excite rarement la salivation, et, sous ce rapport au moins, n'empêche pas les malades de vaquer à leurs affaires; soit parce qu'il convient mieux aux tempéramens foibles et aux constitutions délicates, qui forment toujours le plus grand nombre; soit parce qu'il est un des plus puissans moyens à opposer aux ravages des véroles chroniques, et que les heureux effets qui suivent bientôt son emploi raniment facilement le courage abattu des malades. Mais, au milieu de ces avantages, quelle prudence ne faut-il pas pour régler l'application d'un remède aussi actif, aussi dangereux ! Quelle attention n'exige pas la facilité extrême avec laquelle il se décompose par son contact avec d'autres substances ! Aucun sel mercuriel n'est ni plutôt, ni plus facilement neutralisé ; et par exemple, ce n'est plus du sublimé corrosif que l'on administre aux malades, lorsqu'on emploie les pilules inscrites sous le n.º 115 du formulaire de M. Lagneau dans son excellent traité des maladies vénériennes (1) ; pilules composées de sublimé corrosif, de savonule de potasse, etc. J'en dis autant de plusieurs préparations analogues qui figurent dans la matière médicale

____

(1) Voyez la quatrième édition. *Paris*, 1815.

de Stoll, et dans lesquelles le sublimé corrosif est uni à différens
extraits vireux (1).

On n'évite pas toujours l'inconvénient de la décomposition dans
les préparations les plus simples
de ce sel métallique. Après des
traitemens par le sublimé qui
avoient duré six semaines, et pendant lesquels le mal étoit resté
stationnaire, j'ai eu la douleur de
découvrir que je n'avois employé,
au lieu de sublimé, qu'un principe

____

(1) Je n'ai en ce moment sous les yeux qu'une
mauvaise édition, celle de Leyde. Mat. med.
Lugd. Batav. 1788, p. 31.

inconnu, développé par une préparation irrégulière. Lorsqu'on me
représentoit les fioles qui avoient
contenu la solution mercurielle,
j'en trouvois les parois couvertes
d'une couche mince, brillante,
cristallisée, qui déceloit l'infidélité
du pharmacien ou l'inexactitude de
son opération.

Si l'eau, qui sert de véhicule à
la fameuse solution de Van-Swie-
ten, n'est pas parfaitement pure
et distillée, l'on tombe dans le
même inconvénient.

Plenciz fils (1) rapporte qu'un

____

(1) Acta et observata, p. 142.

malade avoit pris dans un traitement deux livres de cette liqueur, sans en éprouver ni bien, ni mal. Cet habile médecin ne pouvoit concilier cette inertie apparente du remède avec l'activité bien reconnue dont il jouit. Il voulut donc assister à sa préparation chez le pharmacien qui le fournissoit au malade. Au lieu d'eau distillée, il vit l'ignorant apothicaire employer l'eau de fontaine, qui est à Prague extrêmement calcaire et séléniteuse. On obtenoit de cette manière une liqueur blanche et laiteuse, que l'on filtroit ensuite au travers d'un papier gris, afin, sans doute, de donner à cette bévue toute la perfection dont elle étoit susceptible. *Risum teneatis?*

Vainement un médecin s'appliquera à bien connoître une maladie, à la bien traiter, il n'obtiendra jamais que des résultats contraires à ses vues, lorsqu'il sera aussi mal secondé par ses coopérateurs subalternes. Ainsi, un habile général a beau prendre des positions avantageuses, ordonner des marches savantes, faire toutes les dispositions qui peuvent assurer la victoire à ses drapeaux : tout est perdu malgré tant de profondes combinaisons, s'il est trompé dans les moyens qui ne dépendent pas de lui ; s'il est contrarié, trahi par ceux qui doivent obéir à ses commandemens.

On voit déjà que de grands résultats sont attachés dans la médecine pratique au soin des plus petits détails. Cette vérité deviendra plus claire encore, pour le sujet qui m'occupe en ce moment, si l'on veut bien continuer avec moi l'examen que j'ai commencé.

Les pilules dans lesquelles le sublimé corrosif est incorporé avec la mie de pain, offrent une composition plus sûre, par cela même qu'elle est plus simple. Si l'on fait préparer une petite quantité de ces

pilules à la fois, et qu'on les emploie récentes, on a tout lieu de
compter sur leurs effets.

Mais je préfère encore à ces pilules le sublimé corrosif en poudre,
pesé par un pharmacien attentif,
qui veut prendre la peine d'exécuter fidèlement les divisions mi-
nutieuses qu'on lui demande. Je
fais partager ce sel mercuriel en
doses d'un quart de grain, poids
foible, et le malade en prend une
d'abord, et ensuite deux par jour,
dans un peu d'eau distillée, buvant
par dessus un grand verre de lait
ou de bouillon de veau. Deux fois
j'ai employé le sublimé corrosif de

cette

cette manière, et avec tant de succès, que je me propose d'adopter dorénavant cette méthode dans ma pratique. Je pense que c'est la moins infidèle, la seule peut-être qui conserve à cette substance délicate, et si susceptible d'altération, toutes les vertus qui lui sont propres.

Quoique l'onguent mercuriel destiné aux frictions soit une préparation plus grossière, il auroit peut-être des effets encore plus sûrs, si l'on prenoit plus de soin d'éteindre parfaitement le mercure. Une grande partie des globules échappent à une trituration imparfaite, et ce n'est pas sans raison que Mertens (1) prescrivoit, d'après Sanchés, d'en prolonger la trituration pendant 70 ou 80 heures. Ces deux célèbres médecins avoient remarqué que le mercure éteint de la sorte avoit une plus grande efficacité, et causoit plus rarement la salivation.

Quant à la salsepareille, la grande consommation qu'on en fait en Europe a excité l'insatiable cupidité des spéculateurs, et cette racine est devenue l'objet du monopole le plus scandaleux. C'est ce qui m'a fait songer depuis long-

____

(1) Obs. med. T. II. *De lue venerea.*

temps à la remplacer par le *Carex arenaria*, L., qui jouit des mêmes propriétés, et qui croît spontanément et en si grande abondance dans les sables du Brandebourg, comme j'aurai l'occasion de le dire plus longuement dans le cours de cette dissertation, qu'on peut dans un seul arpent de terre en recueillir assez pour charger plusieurs chariots. D'un autre côté, quoique l'art du pharmacien ait tourmenté cette racine de mille manières, et se soit épuisé en combinaisons pour augmenter ses vertus, elle ne répond pas toujours à nos vues, alors même qu'elle est parfaitement pure et naturelle, parce que rarement nous osons arriver aux doses où elle opère des merveilles entre les mains des peuples auxquels sa culture a rendu son usage plus familier.

Avant de terminer cette introduction, il me reste une tâche difficile à remplir et par laquelle j'aurois dû commencer, c'est d'en justifier l'emploi.

Vous savez tout cela, me dira un lecteur impatient et de mauvaise humeur; c'est fort bien : mais qu'ai-je à faire de cette doctrine thérapeutique que vous étalez avec tant de complaisance, et dont vous paroissez si fier? J'ai acheté votre livre, espérant y trouver une *Mé-thode pour guérir les maladies vé-nériennes invétérées qui ont résisté aux traitemens ordinaires.* Qu'avez-vous dit jusqu'à présent qui eût rapport à votre sujet? Voyons donc l'effet de vos promesses, et ne m'abusez pas plus long-temps par vos vains discours (1).

J'ai mérité sans doute l'amertume de ce reproche, par l'ennui que j'ai causé à des hommes qui ont le droit d'être difficiles; mais le sentiment

---

(1) . . . . Et fortasse cupressum
Scis simulare : quid hoc, si fractis enatat exspes
Navibus ære dato qui pingitur?

Horat. In arte poet.

qu'il exprime me paroît plus spé-
cieux que juste, et sous ce rapport
seulement j'essayerai d'y répondre.

Quoique cette introduction ne
conduise pas directement à la connoissance de la méthode exposée
dans cette dissertation, elle présente au moins quelques vues générales de traitement ; et l'on
n'y trouve guère autre chose.
Bornée ainsi à la thérapeutique
seule, elle n'est pas tout à fait étrangère à un ouvrage qui appartient à
cette branche de l'art, dans lequel
on traite d'un mode curatif particulier, applicable à certaines maladies.
D'un autre côté, livré à l'étude des

sciences médicales, je n'ai pu les perdre un instant de vue; et isoler quelques faits de pratique que j'avois à embrasser, des considérations générales auxquelles ils se rattachent naturellement. J'ai cherché dans les faits particuliers les théories, les doctrines, les combinaisons systématiques qui les embrassent et les coordonnent. Delà est résultée une exposition trop longue sans doute, mais qui doit facilement trouver grâce auprès des hommes que la science intéresse autant que l'art. Il ne faut pas, a dit Bacon, que le médecin passe sa vie dans les dégoûts et les ordures des traitemens.

Ne medicus versetur semper in sordibus curarum. Serai-je donc coupable pour m'être élevé au-delà, pour avoir trop fidèlement suivi le précepte de ce grand maître ? Si toutes ces raisons d'en user comme je l'ai fait, ne calment point le lecteur irrité ; s'il persiste à croire que je me suis abusé sur l'utilité et l'intérêt de ces données préliminaires, je souscris par respect à son arrêt, toutefois en le trouvant sévère, et je le prie de me réserver son indulgence pour les détails qui suivent, et qui constituent précisément le sujet et le fond de ce travail.

Lyon, 11 Mai 1818.

MÉTHODE

POUR GUÉRIR

LES MALADIES VÉNÉRIENNES

INVÉTÉRÉES,

Qui ont résisté aux traitemens ordinaires.

———

La méthode curative exposée dans cette dissertation, est presque aussi ancienne que la vérole. Trés-usitée autrefois, elle est tombée depuis long-temps dans un oubli si profond, qu'en la reproduisant aujourd'hui on pourroit en quelque sorte la présenter comme nouvelle. Cette indifférence paroîtra déplorable, quand j'aurai fait connoître tous les avantages attachés à son emploi. Je ne crains point d'être démenti par des expériences ultérieures, que je provoque au contraire de toutes mes forces, en assurant qu'aucune autre méthode anti-vénérienne n'est à la fois plus simple et plus commode, plus efficace et plus sûre.

Elle ne laisseroit rien à désirer, si elle embrassoit dans son application tous les cas possibles des maladies syphilitiques ; si elle convenoit également à toutes leurs périodes, à toutes les formes qu'elles affectent, à tous les sujets qui les éprouvent. Ces diverses propositions, énoncées ici d'une manière générale, recevront dans la suite de cette dissertation le développement dont elles sont susceptibles.

Comment se fait-il que ses avantages, qui l'emportent de beaucoup sur ses inconvéniens, n'aient pu la préserver d'un abandon total ? Ce problème ne sera pas difficile à résoudre, pour qui connoît la mobilité naturelle de l'esprit humain. Séduits par l'attrait de la nouveauté, les hommes négligent trop souvent des biens éprouvés, dont ils jouissent depuis long-temps, pour des biens moins sûrs qu'une nouvelle conquête met tout à coup à leur disposition. Avides d'acquérir, ils ne sont point assez jaloux de conserver. Que de vérités en médecine sont perdues, qui seroient heureusement rétablies pour le bonheur de l'humanité !

Après les savans qui inventent, on doit quelque reconnoissance aux hommes qui veillent à la conservation des découvertes utiles. Ces derniers, semblables à de fidèles dépositaires, ne laissent rien perdre des trésors qui passent dans leurs mains. C'est par leurs soins que le patrimoine des sciences arrive aux races futures intact, et sans cesse enrichi par l'expérience des siècles.

La méthode curative dont nous cherchons à rétablir l'usage, consiste à boire, le matin à jeun, par grandes verrées très-rapprochées, une quantité considérable d'une forte décoction de salsepareille.

La manière dont on prend les eaux minérales a donné, comme on le voit, l'idée de cette méthode ; et en effet, elle doit moins ses avantages à la tisane de salsepareille, dont la vertu anti-vénérienne est cependant bien constante, qu'à la circonstance d'en boire coup sur coup une très-grande quantité. C'est cette ingurgitation considérable et pressée de la boisson médicamenteuse qui constitue précisément cette méthode, comme on le verra dans la suite, et qui lui donne un caractère curatif particulier.

Cet ouvrage sera divisé en deux parties.

Dans la première, j'exposerai les faits que j'ai observés, et qui démontrent l'utilité de la méthode annoncée. Je ne rapporterai point tous ceux que j'ai recueillis ; ils seroient trop nombreux, et formeroient une masse surabondante de preuves. Je choisirai dans mon journal d'observation les plus importans, les plus remarquables, ceux qui constatent la variété et la gravité des cas auxquels cette méthode peut convenir.

Dans la seconde partie, j'extrairai des faits particuliers les notions générales qui y sont implicitement contenues ; ce qui comprendra la description de ce moyen curatif, les règles de son emploi, et la détermination précise des diverses affections syphilitiques auxquelles il peut être le plus utilement appliqué. Toujours guidé par l'intérèt de la vérité, je publierai, avec la même franchise qui aura dicté les éloges, les inconvéniens attachés à cette méthode ; j'indiquerai les cas où elle est inutile comme ceux où elle seroit dangereuse.

PREMIÈRE PARTIE.

FAITS ET OBSERVATIONS

PARTICULIÈRES.

PREMIÈRE OBSERVATION.

Marie-Anne O**, couturière, née dans le département de Saône-et-Loire, âgée de 22 ans, brune, d'une forte constitution, avoit éprouvé en 1813, après quelques communications avec un ouvrier qui la recherchoit

en mariage, un écoulement de matière verdâtre par les parties naturelles, accompagné
d'ardeur en urinant et d'un gonflement très-
douloureux à l'une des grandes lèvres. Un
empirique lui fit prendre quelques pilules de
Belloste ; il lui remit en même temps une
bouteille d'eau composée, dont elle se lavoit
la vulve plusieurs fois par jour. Les symptômes se dissipèrent assez rapidement. Mais
dès l'instant où cette fausse guérison commença, la malade fut sujette à de violens
maux de tête, qui devenoient sur-tout insupportables à l'entrée de la nuit. Plus tard,
elle se plaignit d'une chaleur âcre et incommode dans l'arrière-bouche. Il survint enfin
une glande considérable vers l'angle de la
mâchoire inférieure. Cette fille souffroit
depuis long-temps, lorsqu'en mars 1814 elle
vint me consulter. De sinistres pressenti-
mens absorboient toutes ses pensées ; elle
sollicitoit avec instance des remèdes, quoique les malheurs des temps ne permissent
guère d'espérer qu'un traitement méthodique

et

et régulier pût être commencé de suite, et
continué sans interruption. La ville, cernée
par l'armée autrichienne forte de quatre-
vingt mille hommes, étoit menacée des
plus grandes calamités, et plongée dans une
consternation qui ôtoit à d'autres, non pas
seulement la volonté de guérir, mais jusqu'au sentiment de leurs maux. Je visitai la
malade avec le plus grand soin, en présence
d'une tante qui faisoit les frais de son traitement. Les parties sexuelles, examinées
d'abord, ne m'offrirent aucune altération
considérable; cependant si l'on comprimoit
la paroi supérieure ou antérieure du vagin,
en ramenant le doigt d'arrière en avant, on
exprimoit du canal de l'urètre quelques
gouttes d'une matière jaune très-épaisse. La
glande du cou, mobile et indolente, pouvoit avoir le volume d'une petite noix. Je
trouvai l'arrière-bouche uniformément rouge
par-tout; les amygdales très-gonflées, et rapprochées de la luette, étoient couvertes de
petits boutons ulcérés, et donnoient à la

voix articulée un son étrange que je ne sau-
rois décrire. Je ne doutai point que ces
symptômes ne fussent l'effet d'une infection
syphilitique, bornée d'abord aux parties naturelles, mais étendue bientôt à d'autres
organes par le traitement peu rationnel qui
avoit été d'abord employé. Je proposai la
tisane de salsepareille bue abondamment,
le matin à jeun, à la manière des eaux minérales. La malade se soumit à ce traitement, qui est celui que j'indique avec plus
de détails dans la formule n.° 1, à la fin de
cet ouvrage. Elle buvoit tous les matins, de
sept heures à midi, en se promenant dans sa
chambre, quatre pintes de cette tisane. L'estomac, pendant les premiers jours, fut fatigué par des nausées. Le ventre parut aussi
se déranger, et quelques selles jaunes, li-
quides, très-fétides eurent lieu, en même
temps que des urines abondantes. La malade
eut plus tard des sueurs : mais les urines
l'emportoient sur les autres évacuations.
Enfin, après le vingtième jour, le remède

n'opéra plus que par les urines. L'usage en fut continué jusqu'au trente-deuxième. A cette époque, tous les symptômes avoient cessé, et j'arrêtai-là le traitement. La glande seule persistoit ; elle étoit encore grosse comme une petite noisette. Je la fis recouvrir d'un emplâtre de *Vigo-cum-mercurio*, qui acheva de la résoudre en peu de temps. La malade éprouva toujours un appétit prodigieux, que je lui permettois de satisfaire. Elle eut cependant quelques indigestions, causées par des flatuosités auxquelles je rémédiai avec l'extrait de genièvre anisé. Aucune rechute n'a troublé la convalescence. Les règles survinrent pendant le traitement ; et je ne fis point interrompre l'usage de la salsepareille, soit parce que je ne voyois aucun inconvénient à continuer, soit aussi pour satisfaire à la juste impatience qu'avoit la malade d'être bientôt délivrée d'une maladie aussi honteuse, qui étoit, disoit-elle, sa première faute.

DEUXIÈME OBSERVATION.

ANTOINE R., commis marchand, âgé de 18 ans, avoit gagné une chaude-pisse cordée dans une débauche avec des filles publiques. Il souffrit beaucoup pendant deux mois. Au commencement du troisième, l'écoulement parut diminuer; la matière acquéroit de jour en jour un caractère plus satisfaisant; elle devenoit filante, et les érections n'étoient plus aussi fréquentes ni aussi douloureuses. Le malade se réjouissoit de cet heureux changement, lorsqu'il s'aperçut presque en même temps d'une élévation à la partie supérieure du sternum, d'une autre sur la bosse pariétale droite, et d'une troisième, beaucoup moins considérable que les deux autres, à la partie inférieure du cubitus

gauche. Ces tumeurs, légèrement douloureuses lorsqu'on les comprimoit, étoient·des
exostoses, peut-être seulement des hyperos-
toses, et je reconnus au premier aspect leur
nature vénérienne, lorsque le malade vint
me consulter en juin 1815. Je lui fis quelques questions, auxquelles il répondit avec
une entière franchise, et qui donnèrent lieu
à l'exposition des symptômes précédemment
rapportés, dans l'ordre où je les ai décrits et
avec les circonstances que j'ai fait connoître.
Depuis dix jours que ces tumeurs s'étoient
manifestées, ou, pour parler plus exactement, depuis dix jours que le malade les
avoit observées pour la première fois, la
blennorrhagie avoit encore diminué; elle
étoit réduite à l'état d'un écoulement simple,
à la vérité très-abondant. J'employai le traitement que j'ai indiqué plus haut; mais ce
jeune homme, qui étoit blond, mince, dé-
licat, ne supporta pas aussi bien que la
grosse fille de l'observation précédente, cette
grande quantité de boisson médicamenteuse.

Il fut obligé de mettre un intervalle de demi-heure, et même de trois quarts d'heure entre les verrées ; ce qui renvoyoit le dîner aux heures du soir. Malgré cet éloignement des doses, il vomit souvent la tisane pendant les huit ou dix premiers jours de son emploi. Elle passa mieux dans la suite. Il ne fut jamais purgé ; mais il eut de petites sueurs continues pendant toute la durée du traitement, et sur-tout des urines très-abondantes, auxquelles je crois devoir particulièrement attribuer sa guérison. Après quinze jours, les exostoses étoient entièrement dissipées ; je fis continuer la tisane quelques jours encore ; la blennorrhée n'existoit plus, ou plutôt elle étoit réduite à un suintement léger qui ne méritoit aucune attention. Le malade me demanda quelque chose de plus pour supprimer ce dernier symptôme qui l'inquiétoit ; je lui prescrivis, pour le satisfaire, quelques pilules de térébenthine cuite, dont il se dégoûta bientôt, et d'ailleurs il n'eut pas besoin d'en prendre plus de huit jours.

TROISIÈME OBSERVATION.

Victoire B., veuve d'un ancien officier d'artillerie, âgée de 32 ans, ayant la peau molle et blanche, les cheveux très-blonds et beaucoup d'embonpoint, sujette à une menstruation irrégulière, vint me consulter en juin 1814, pour un chancre considérable, situé dans la bouche, sur la branche montante de l'os maxillaire inférieur du côté gauche. En outre, la partie postérieure de la voûte palatine étoit percée d'un petit trou rond, qui donnoit à l'articulation des mots un son nasillard et désagréable ; dans les déglutitions laborieuses, un peu de liquide s'échappoit par ce trou et passoit dans les narines. Le cuir chevelu étoit ravagé par une dartre squammeuse, dont les écailles tomboient avec les cheveux par l'action du peigne. Cette dame ne savoit pas rendre compte de sa maladie, et je ne pus apprendre ni quelle étoit la nature des symptômes primitifs, ni à quelle époque ils s'étoient manifestés, ni même si on les avoit traités par le mercure. J'ordonnai la tisane de salsepareille selon les règles tracées dans la formule n.º 1, et dès le lendemain la malade en commença l'usage. Cette boisson, dont elle prenoit un grand verre tous les quarts-d'heure, passa très-bien. Elle ne causa ni vomissemens, ni nausées, ni diarrhée. Elle produisit d'abondantes urines et quelques sueurs passagères. La guérison étoit complète au vingt-huitième jour. En écartant les cheveux, qui ne formoient plus sur la tête que des bouquets épars, on n'apercevoit pas même les traces de la dartre écailleuse ; le chancre de la bouche étoit guéri ; il ne restoit que la perforation de l'os maxillaire, mais considérablement rétrécie, et n'altérant plus la voix articulée, si ce n'est lorsque la malade parloit vîte et très-haut. L'appétit diminua d'abord ; il étoit entièrement perdu vers la fin du traitement. Je cherchai à le ra nimer par l'extrait de genièvre anisé, dont la malade commença l'usage avant même de renoncer à la salsepareille. Elle buvoit à ses repas du vin blanc de Pouilly très-vieux, coupé d'eau.

QUATRIÈME OBSERVATION.

LA femme d'un chapelier, âgée de 36 ans, maigre, vive, irritable, avoit reçu de son mari, en octobre 1814, l'infection syphilitique, qui consistoit en un chancre large et peu profond sur la grande lèvre du côté droit, et en un poulain gros comme un œuf de pigeon du même côté. Les symptômes étoient dans cet état lorsque je visitai la malade, trois semaines environ après leur apparition. Je prescrivis douze grands bains, deux purgations, et, après ce traitement préliminaire, dix frictions d'onguent mercuriel sur les cuisses. Ce conseil ayant été suivi ponctuellement, la malade parut guérie; je n'ordonnai plus que le suc exprimé du cresson de fontaine (*nasturtium aquaticum*), pour remédier au relâchement des gencives, effet ordinaire du mercure. J'avois perdu cette femme de vue, lorsqu'au commencement de mars 1815, plus de trois mois après le traitement terminé, elle revint dans mon cabinet, se plaignant d'une névralgie atroce à l'œil droit et de croûtes fétides dans les narines. Quelques pustules sur le dos du nez, que j'examinai avec attention, ne laissoient point de doute sur le caractère des symptômes qui tomboient moins sous les sens. A ces traits, je ne pus méconnoître le développement ultérieur d'un mal que je croyois avoir anéanti dans son siége primitif. La malade m'assura qu'elle n'avoit eu aucune communication avec son mari, qui étoit encore en traitement, et qui recevoit les soins d'un autre médecin, son ancien condisciple. Je proposai la tisane de salsepareille, selon le mode d'administration indiqué dans les observations précédentes (voyez toujours la formule n.º 1). La malade consentit volontiers à ce que j'exigeai

d'elle, d'après l'assurance que je lui donnai
que ce second traitement seroit absolument
le dernier, et qu'il seroit terminé au vingt-
cinquième jour, peut-être même plutôt. Dès
le douzième jour, tous les symptômes
avoient cessé; je fis néanmoins continuer :
mais au dix-huitième, le déboire fut si grand
que la malade renonça, malgré toutes mes
instances, à sa tisane. L'estomac fut légére-
ment fatigué le premier et le second jour du
traitement. Cette boisson n'opéra d'une manière sensible que par les urines. La malade
étoit à peine guérie qu'elle devint grosse ;
mit au monde un enfant sain et même ro-
buste, qu'elle voulut allaiter, et qui s'est
toujours bien porté.

CINQUIÈME OBSERVATION.

JOSEPH B., né dans la Suisse allemande, commis voyageur, âgé de 28 ans, éprouva en 1810 une blennorrhagie légère, que je traitai de la manière la plus méthodique, et qui n'existoit plus après trois semaines de soins et de remèdes. Quelques jours de repos eussent été encore nécessaires pour assurer la guérison du malade : mais les affaires ne permirent point ce retard, et pressé par les ordres de ses chefs, il fut obligé de repartir sur-le-champ. Pendant deux ans il fut absent de Lyon. En 1812, il vint me consulter pour des douleurs vagues aux articulations des membres supérieurs, avec gonflement et rougeur de ces jointures ; les urines étoient épaisses, et déposoient au fond du vase un sédiment qui ressembloit à la brique pilée. Des sueurs spontanées, secondées par le repos, la diète, le séjour au lit et une boisson abondante de petit-lait clarifié, rétablirent bientôt sa santé. L'année suivante, c'est-à-dire en 1813, il demanda son rappel, sa santé ne lui permettant pas de continuer les voyages. Il éprouvoit une légère jaunisse, qui n'étoit bien manifeste qu'aux yeux, autour des lèvres et sur le devant de la poitrine. Mais ce qui l'inquiétoit le plus étoit un chancre considérable, de nature vénérienne, situé à la partie moyenne et interne de la lèvre inférieure, avec gonflement considérable et gerçures profondes de cette lèvre. Le malade n'accusoit aucune nouvelle infection depuis celle qui avoit donné lieu à la blennorrhagie de 1810. Je ne sais s'il me cachoit quelque chose, par la honte qu'il avoit d'avoir mal profité d'un premier avertissement ; mais le mal étoit évident, quelle

que fût l'époque où il avoit pris naissance,
et je conseillai la tisane n.º 1. Pendant les
premiers jours, le malade prenoit un verre
de cette boisson toutes les demi-heures ; à
mesure que son estomac la supporta mieux,
il en rapprocha les doses, et il finit par en
prendre un verre tous les quarts-d'heure. Il
consommoit de cette manière quatre pintes
de tisane dans la matinée. Le traitement
dura trente-quatre jours ; on auroit pu l'ar-
rêter beaucoup plutôt : mais la crainte d'une
rechute me le fit prolonger au-delà du terme
qui sembloit nécessaire. Le malade ne vomit
jamais le remède ; il fut rarement purgé ; il
sua peu : mais il rendit une excessive quantité d'urines. Quoiqu'il mangeât beaucoup
pendant le traitement, il devint extrêmement maigre ; il craignoit un diabètes. Je
l'assurai qu'il n'avoit rien de semblable à redouter, et en effet, dès qu'on eut cessé la
tisane, toutes les fonctions rentrèrent bientôt
dans l'ordre ; le retour de l'embonpoint fut
rapide, et le malade devint beaucoup plus

gros qu'il n'étoit auparavant. C'est un changement dans la constitution que d'autres
sujets m'ont offert après ces traitemens,
d'une manière encore plus remarquable.

SIXIÈME

SIXIÈME OBSERVATION.

Madame C., marchande à Lyon, âgée de
3o ans, corpulente, d'un tempérament san-
guin, avoit un ulcère dans le nez, sur la
cloison même des narines, qui établissoit
une communication incommode entre les
deux cavités nasales. Le petit doigt fourvoyé
dans l'une ou l'autre de ces cavités, découvroit facilement la perforation. Le nez, en
dehors, étoit rouge et gonflé ; une dartre
pustuleuse couvroit tout le visage, et un
écoulement très-âcre avoit lieu par la vulve.
La malade languissoit depuis un an, entre
les mains de deux médecins, de ceux que
Morgagni appelle *Seniores medici* (1). Ennuyé

______

(1) On trouve souvent dans le traité *De sedibus et*

de leurs soins inutiles, elle s'adressa à M. le docteur Vinay, qui, bien capable de traiter

---

causis morborum, des phrases comme celles-ci : *Seniorem medicum continuo accersiri.....Seniores duo medici presto fuerunt..... Alter Senior medicus contra vaticinabatur.....* etc. etc. etc. C'est en tout bien, tout honneur, que Morgagni s'exprime de la sorte ; *Senior* est pour lui le synonime d'*experientissimus.* Cependant il traite quelquefois, avec irrévérence, même à un âge où il étoit devenu un des leurs, ces graves personnages qu'il rencontroit toujours dans les conseils des malades. Car alors, comme à présent, un malade n'étoit pas censé mourir en règle (*secundum canonem*), si sa buvette n'étoit couverte de juleps, de potions, d'onguens, d'emplâtres, et s'il n'étoit assisté, jusqu'à ses derniers momens, au moins par un vieux médecin qui radote. Cependant, quel est souvent l'avantage le plus incontestable d'un vieux médecin sur un jeune ? C'est d'avoir usé plus de chaussures. Voilà en effet une belle ressource pour le malade en danger de perdre la vie, qui implore le secours d'un art conservateur, essentiellement rationnel. Combien de fois ne trembleroit-il pas du choix qu'il a fait, s'il pouvoit connoître les

la malade méthodiquement et de la guérir,
eut l'extrême modestie de ne vouloir rien

---

vrais titres de l'homme qui est l'objet de sa préférence ! On doit des égards aux personnes avancées en
âge, comme on en doit aux femmes, aux enfans, aux
infirmes : mais le respect qu'on a pour la vieillesse est
un préjugé, toutes les fois qu'il dégénère en une
aveugle déférence pour l'opinion. Lorsqu'un vieillard
avance une chose, son âge est une raison de plus
pour la discuter sévèrement, pour rechercher si elle
est juste ; et même avant tout, il faudroit savoir si
elle vaut la peine d'être examinée. On s'obstine à ne
voir dans la vieillesse que l'instruction qui naît de la
multitude des choses observées, et l'on ne veut point
remarquer que le fruit de l'expérience est souvent
perdu faute de mémoire, ou mal appliqué parce que
la foiblesse des organes ne permet pas un exercice
ferme et régulier du jugement. Les vieillards sont
dans tous les pays du monde les hommes les plus
opposés aux progrès des lumières et de la raison. Si
le sort des vérités utiles dépendoit d'eux, l'inocula-
tion eût été proscrite dès sa naissance, et nous n'au-
rions aujourd'hui ni la vaccine, ni l'enseignement
mutuel. La plupart meurent en blasphémant la na-

8 .

prendre sur lui, et me l'amena dans mon cabinet. Tous les symptômes exposés plus haut me parurent avoir un caractère suspect; je n'osai pourtant exprimer tous mes doutes, ni faire les questions qui auroient pu les convertir en certitudes, dans la crainte d'humilier une personne que je voyois pour la première fois, et qui s'expliquoit en présence d'un tiers. Je proposai à mon confrère d'employer pour cette dame ma tisane de salsepareille, dont je lui avois déjà fait connoître, dans nos entretiens particuliers, les heureux effets. Il entra dans mes vues et les approuva. Le traitement ainsi convenu et arrêté, fut commencé dès le lendemain. C'étoit en mars 1816. La malade éprouva une perturbation continuelle pendant les vingt-huit jours qu'il dura; c'est-à-dire que cette grande quantité

---

ture, en accusant l'esprit humain, en calomniant leur siècle, en protestant, d'une voix débile et dont la raison cesse d'animer les accens, contre les découvertes qui font la gloire et le bonheur de l'humanité.

de boisson détermina souvent des selles, des vomissemens, des sueurs, mais sur-tout des urines très-abondantes. La guérison étant parfaite au vingt-huitième jour, on cessa la tisane, et le mal n'a plus reparu. L'appétit, l'embonpoint, la fraîcheur, ne tardèrent point à revenir, et j'ai appris que la malade, qu'il me seroit impossible de reconnoître si j'avois l'avantage de la revoir, étoit devenue l'une des plus belles femmes du quartier qu'elle habite.

SEPTIÈME OBSERVATION.

JULIE D**, née dans le département du Doubs, âgée de 26 ans, femme de chambre, me fut envoyée par ses maîtres en juin 1816. Cette fille, qui paroissoit encore belle, quoique le mal l'eût singulièrement défigurée, avoit le visage et le dos couverts de boutons pustuleux du plus mauvais aspect. Elle m'apprit qu'un an auparavant elle avoit mis au monde un enfant, qui étoit mort, peu de temps après sa naissance, avec les symptômes les moins équivoques de la maladie vénérienne. Elle-même avoit éprouvé sur les parties naturelles, pendant sa grossesse et depuis son accouchement, diverses affections qu'on ne pouvoit attribuer qu'au vice vénérien. Je proposai la tisane n.° 1,

après avoir exposé les avantages et les inconvéniens attachés à son emploi. La malade la
prit pendant quarante jours, et il fallut tout
ce temps pour la délivrer des symptômes
qu'elle éprouvoit. Comme je n'allois point
chez elle, et qu'elle venoit rarement chez
moi pour diminuer les frais de visites, que
ses maîtres laissoient à sa charge, je ne sau-
rois trop dire de quelle manière le remède
opéra. Je sais qu'il fut pris très-exactement,
et que la malade, examinée de nouveau le
quarantième jour du traitement, parut entièrement guérie. Elle se plaignoit de flatuosités, sur-tout le matin; je lui conseillai
l'extrait de genièvre anisé, qui rétablit
bientôt les digestions.

HUITIÈME OBSERVATION.

Un riche marchand de vin d'un département voisin, âgé de 37 ans, blond et doué
d'un embonpoint considérable, vint me
consulter en 1816 pour une maladie vénérienne chronique, rebelle à tous les remèdes
par lesquels on avoit cherché à la combattre.
Elle consistoit en une dartre squammeuse
dans la paume de chaque main, et en ulcères
nombreux, larges, profonds, du plus mauvais aspect, dans le voisinage de l'aine
gauche. Les uns étoient situés au-dessus du
pli de l'aine, et les autres au-dessous. Je ne
pus songer au mercure ; le malade avoit vainement essayé les préparations les plus efficaces de cette substance, et il ne vouloit
plus en entendre parler. J'hésitai un instant

entre le rob de Laffecteur et la tisane de salsepareille bue à très-grande dose. J'optai
pour ce dernier moyen, et je traçai au malade les règles de son emploi. De retour chez
lui, il en commença de suite l'usage. Au
bout de vingt jours, il m'écrivit pour m'annoncer qu'il étoit guéri ; que cependant il
prolongeroit son traitement jusqu'à la cinquième semaine, dans la crainte de tomber
malade de nouveau ; ce qui déjà lui étoit
arrivé tant de fois, qu'il n'osoit plus compter
sur rien. On pansoit les ulcères, d'après mon
conseil, avec des plumaceaux de charpie
trempés dans une forte décoction de semences de lin, à laquelle on ajoutoit beaucoup de sucre. C'est un topique simple que
j'emploie souvent, et avec un grand succès,
dans certains chancres vénériens. La guérison
s'est parfaitement maintenue.

NEUVIÈME OBSERVATION.

Madame A**, limonadière, âgée de 24 ans, parente d'un célèbre médecin français, me fit appeler chez elle, au commencement d'avril 1817, pour un chancre considérable qui dévoroit l'entrée des narines, et dont le caractère n'étoit point équivoque. Cet ulcère avoit sans doute des racines profondes dans l'intérieur du nez ; car elle perdoit tous les jours, par les cavités nasales, une si grande quantité de matière purulente ou puriforme, que deux mouchoirs suffisoient à peine pour la recevoir. Une dartre pustuleuse couvroit la lèvre supérieure, et la boursoufloit de telle sorte, que cette lèvre dépassoit l'autre d'un demi-pouce. La malade éprouvoit en outre, pendant la nuit, une insomnie cruelle, causée par des douleurs névralgiques vagues, occupant tantôt l'intérieur de l'oreille droite, tantôt la joue de ce côté, tantôt la mâchoire inférieure, tantôt toutes ces parties à la fois. Les organes sexuels, par lesquels l'infection avoit commencé, participoient encore à la maladie. Un écoulement de matière verdâtre avoit lieu par le vagin et le canal de l'urètre; elle étoit si âcre, que la partie interne des cuisses en étoit excoriée. Si j'ai décrit les symptômes dans cette observation avec plus de détails que dans les autres, c'est que ce cas, infiniment grave et compliqué, est un de ceux qui attestent le plus l'efficacité de notre méthode.

La malade étoit en traitement depuis quinze mois; elle avoit reçu les soins des médecins les plus distingués de la ville; on avoit alternativement employé les frictions mercurielles, le sublimé corrosif, le mercure soluble de Hahnemann, enfin l'acétate de mercure. Après avoir pris une exacte con-

noissance des symptômes, je pensai qu'aucune autre méthode ne pouvoit être plus
efficace que la tisane de salsepareille, bue à
la manière des eaux minérales. Je la proposai avec confiance ; on l'accepta sans hési-
tation, et le nouveau traitement fut commencé le jour de Pâques, 6 avril 1817.

La boisson opéra, pendant dix jours, par
les selles, les urines et les sueurs. L'action
du remède se concentra ensuite, de plus en
plus, dans les voies urinaires. Cependant la
malade éprouvoit toutes les nuits , après
quelques heures d'un sommeil paisible, une
petite sueur qui l'obligeoit de changer de
linge au moins une fois. Elle avoit un peu
de diarrhée, mais seulement lorsqu'elle écou-
toit trop son appétit, qui étoit devenu ex-
cessif. Elle n'a jamais pu supporter qu'un
verre de tisane tous les trois-quarts d'heure ;
ce qui renvoyoit le dîner à cinq ou six heures
du soir. Le 15 mai, quarantième jour du
traitement, j'examinai la malade avec le

plus grand soin. La lèvre supérieure, exempte de dartre, mais non pas tout à fait de gonflement, étoit, à quelques lignes près, au niveau de l'autre. Les névralgies avoient entièrement cessé, et depuis long-temps. Le chancre du nez étoit cicatrisé, et, à ma grande surprise, sans laisser dans les parties qu'il ravageoit aucune déperdition sensible de substance. Aucun écoulement n'avoit plus lieu, ni par les narines, ni par les parties naturelles. On remarquoit seulement un peu de bouffissure au visage. La malade fit usage de l'extrait de genièvre anisé pendant la convalescence. Elle reprit avec joie, à son comptoir, une place qu'elle avoit fait occuper par une de ses amies pendant plus de six mois ; craignant avec raison qu'une maladie aussi dégoûtante, et dont les symptômes étoient aussi ostensibles, n'éloignât de son café les personnes qui le fréquentoient habituellement. Au moment où je copie cette observation sur mon journal pour en faire usage dans cette dissertation, la malade, que je n'avois pas vue depuis près d'un an, est venue me consulter pour des symptômes hystériques qu'elle éprouve chaque mois à l'époque des règles. J'ai profité de l'occasion pour l'interroger sur l'ancienne maladie, et j'ai appris avec une extrême satisfaction qu'aucun symptôme qu'on pût lui attribuer n'avoit reparu depuis mon traitement.

DIXIÈME OBSERVATION.

Madame N***, âgée de 30 ans, femme ou concubine d'un négociant de cette ville, qui l'avoit quittée après avoir vécu conjugalement avec elle pendant plus de dix ans, avoit tout le corps couvert de pustules, tellement nombreuses et rapprochées, qu'on auroit à peine trouvé sur la peau une place nette, large comme un écu de cinq francs. La plupart de ces pustules étoient entourées d'un cercle cuivré. La malade n'y éprouvoit ni douleur, ni démangeaison, soit par l'impression de la chaleur, soit par celle du froid. Les ongles des doigts étoient percés vers leurs racines de petits ulcères ronds et secs. L'intérieur de la bouche offroit différentes altérations remarquables, et, par exemple, un chancre considérable, occupant l'angle formé par la réunion de l'arcade dentaire et de la lèvre inférieure ; les deux amygdales étoient saillantes, boursoufflées, profondément ulcérées ; la déglutition des alimens solides étoit difficile, douloureuse, sans qu'on aperçût rien dans le pharynx qui pût la rendre telle, si ce n'est l'état des amygdales. On découvroit encore dans les parties naturelles des traces de l'infection primitive. La fourchette avoit été rongée par un chancre dont la cicatrice étoit imparfaite. Une goutte de vinaigre que je fis tomber dessus y causoit encore une vive douleur (1). La malade,

____

(1) Galien faisoit avaler des croûtes de pain trempées dans le vinaigre, et grossièrement mâchées, aux malades dont il soupçonnoit le pharynx ulcéré, et il examinoit avec soin les effets de cette déglutition. C'est par une imitation de ce procédé expérimental que j'ai fait tomber quelquefois une goutelette de vinaigre sur des chancres ou des ulcérations de la vulve, pour convaincre de leur existence des femmes qui

traitée

traitée par un chirurgien-barbier, n'avoit pris que des pilules de Belloste ; elle en avoit consommé trois cents dans quelques mois.

J'avois rencontré autrefois cette femme dans le monde, brillante de jeunesse, de fraîcheur, de santé, et j'eus besoin pour la reconnoître, dans l'état de dépérissement où elle se trouvoit, de toutes les circonstances qu'elle me rappela. On peut voir, par l'énumération des symptômes, combien le cas étoit grave ; c'est cependant un de ceux où notre méthode a eu le plus de succès. Je recommande particulièrement cette observation et celle qui précède à l'attention des gens de l'art.

La malade fut mise à l'usage de la tisane n.º 1, dans toute la sévérité de la prescription

accusoient d'infidélité le rapport de mes yeux. La douleur vive qui naît de cette espèce de question, les force de confesser la vérité.

indiquée. Elle m'a depuis avoué qu'elle avoit le désespoir dans le cœur, et qu'elle avoit commencé son traitement avec la désolante certitude qu'aucun médecin, qu'aucun remède n'étoit capable de la guérir.

Cependant huit jours s'étoient à peine écoulés que déjà les pustules avoient disparu ; passant tout à coup d'un extrême abattement à une sécurité sans bornes, la malade se crut guérie. Je l'obligeai pourtant de continuer la tisane jusqu'au trente-deuxième jour. A cette époque, son état ne laissoit plus rien à désirer. Dans les premiers jours, le remède opéra les perturbations ordinaires. Il n'agit plus, dans la suite, que par les urines. Ce qu'il y eut de singulier dans cette observation, c'est qu'après le trente-deuxième jour, la boisson de salsepareille ayant été supprimée, la malade continua d'uriner considérablement jusqu'au cinquantième. Il est vrai que je prescrivis, dans la convalescence, pour remédier à la langueur de l'estomac, l'extrait de genièvre anisé, dont elle abusoit peut-être, et qui étoit bien capable, à une certaine dose, de prolonger l'abondante sécrétion des urines. Le 12 octobre 1817, huit mois après ce traitement, allant de Genève à Berne, je m'arrêtai à Rolle, dans le pays de Vaud, pour y dîner. Je rencontrai cette dame à la table d'hôte de l'hôtel de la Couronne, et j'appris avec un plaisir infini qu'elle s'étoit toujours bien portée depuis notre dernière entrevue.

ONZIÈME OBSERVATION.

———

Dans le mois de décembre 1817, je fus consulté par lettre pour le fils d'un riche fermier à trente lieues de Lyon, qui, étant militaire avec un grade distingué, avoit essuyé un grand nombre de maladies vénériennes, toutes imparfaitement guéries. Cet homme, doué sans doute d'un très-fort tempérament, avoit long-temps méprisé sa santé; mais rentré dans ses foyers, le passage subit d'une vie active et toute remplie par les hasards de la guerre, à une sorte d'oisiveté et de mollesse, peut-être aussi le chagrin d'avoir perdu son état par le licenciement de l'armée, renouvelèrent une foule de symptômes auxquels il ne pensoit plus et dont il se croyoit entièrement délivré. Des douleurs ostéocopes insupportables, et un gonflement plus incommode que douloureux d'un testicule, étoient les plus constans de ces symptômes. Le malade avoit souvent pris du mercure, mais sans suite et sans direction de médecin. J'indiquai la tisane de salsepareille, bue le matin à jeun à la manière des eaux minérales, et je priai le consultant de me donner de ses nouvelles au bout de vingt-cinq jours. Je reçus à cette époque une lettre qui m'annonçoit sa guérison, et l'intention où il étoit de continuer le remède jusqu'après le mois révolu. Je n'ai pas eu d'autres détails, et l'on ne m'a plus écrit.

DOUZIÈME OBSERVATION (1).

Valsalva rapporte qu'un cavalier, dont il cita le nom à Morgagni, employa cette méthode diurétique pour des ulcères vénériens invétérés et des exostoses. En trois jours, les ulcères étoient guéris et les exostoses considérablement déprimées, quoique Valsalva se bornât à exciter un flux abondant d'urines, non par notre tisane de salsepareille, mais par l'eau stibiée (*aqua Corsi* des Italiens), qui n'est, je crois, que la décoction d'antimoine cru enfermé dans un nouet, ou une décoction légère des bois su-

(1) Morgagni : *De sedibus et causis morborum.* L. IV, ep. 58, §. 16.

dorifiques avec l'antimoine cru , c'est-à-dire une espèce de bochet. J'avoue franchement que je n'ai jamais vu d'effet aussi prompt, opéré par la méthode que je décris dans cette dissertation ; et je n'aurois point osé citer ce fait, à peine croyable, sans la garantie qu'il emprunte du nom de Valsalva.

TREIZIÈME OBSERVATION (1).

Mᴏʀɢᴀɢɴɪ a vu une femme atteinte d'un large ulcère vénérien au genou, et de trois ou quatre autres de même nature, mais plus petits, situés sur la voûte palatine, et laissant passer les alimens et les boissons dans les narines, qui fut parfaitement guérie par l'usage de l'eau stibiée, bue le matin à jeun à la manière des eaux minérales.

(1) Vid. op. cit. eod. loc.

QUATORZIÈME OBSERVATION (1).

Le même a connu un homme de qualité, son concitoyen, c'est-à-dire, né comme lui à Forli, dont la région hypogastrique et les cuisses étoient ravagées par des ulcères profonds et sordides, de nature vénérienne, qui fut aussi complètement guéri par cette méthode.

Ces deux illustres médecins laissent à désirer de plus grands détails. Je n'ai pas dû imiter leur exemple, ayant fait de cette

(1) Vid. op. cit. eod. loc.

méthode diurétique, dont la lecture de leurs ouvrages m'a sur-tout donné l'idée , un sujet particulier de recherches et d'observations.

SECONDE PARTIE.

DESCRIPTION GÉNÉRALE

DE LA

MÉTHODE CURATIVE.

Les notions générales exprimées dans cette seconde partie ont été fournies par les faits particuliers. Elles y étoient implicitement contenues. Je n'ai eu que la peine de les détacher, par une abstraction également simple et facile, des masses où elles étoient confondues, et de les combiner ensuite dans l'ordre le plus naturel de leurs rapports.

Observer des faits, les comparer entr'eux, les enchaîner d'une manière systématique : telle est la méthode à suivre pour composer le tableau des sciences physiques et naturelles ; tableau qui est censé représenter la nature, et qui n'en est jamais, malgré tous nos soins, malgré tous nos efforts, qu'une copie infidèle, qu'une image décolorée.

Quoi qu'il en soit, cette méthode est encore la plus parfaite ; elle s'applique avec un égal avantage à tous les sujets qui ressortissent de ces sciences, aux plus bornés comme aux plus vastes : mais la métaphysique des sciences physiques et naturelles, car chaque genre des connoissances humaines a la sienne, admet quelques notions encore plus générales.

Si j'osois définir ce mot, tour à tour abandonné et repris, et dont je crois que le langage ne sauroit absolument se passer, je dirois qu'il doit exprimer la connoissance

des faits les plus généraux. Or, la métaphysique de ces sciences comprend sur-tout les
lois de la succession des phénomènes, ou ce
que Barthès appeloit, d'une expression empruntée à Bacon et qu'il a heureusement
transportée dans le langage des sciences médicales, *les causes expérimentales.* On peut
y joindre l'explication des phénomènes, et
pour empêcher que cette expression ne pa-
roisse trop ambitieuse, je me hâte d'ajouter
que, dans la bonne méthode de philosopher
applicable aux sciences physiques et naturelles, expliquer un phénomène, c'est mon-
trer que les faits qu'il présente se suivent
dans un ordre analogue à l'ordre de succession d'autres faits plus familiers, et dès-lors
plus connus.

Je n'ai pu m'élever jusque-là dans un sujet
qui ne comportoit point un vol aussi hardi ;
mais au moins suis-je sûr, et c'est le seul
mérite auquel je prétende, de ne m'être point
écarté des faits, ni des inductions qui en

découlent immédiatement. Si cependant un petit nombre de notions générales ne pouvoient être reproduites par ceux que j'ai rapportés, qu'on n'aille pas croire que j'ai supposé quelque chose, que j'ai admis des hypothèses gratuites, étrangères à l'observation expérimentale. Un mot d'explication me justifiera bientôt de ce tort apparent.

Je me suis réservé quelques faits particuliers, et par exemple tous ceux qui établissent les vertus négatives de cette méthode thérapeutique, si toutefois je peux désigner de la sorte les cas où son emploi n'a obtenu aucun succès. Je me suis contenté de les résumer dans l'exposition systématique, d'en rapporter les résultats; laissant à part les preuves matérielles qui servoient d'appui à ces données générales, afin de ne point fatiguer le lecteur par des récits sans intérêt, mais surtout afin de ne pas augmenter, sans utilité pour la science, l'étendue déjà trop considérable de cette dissertation.

CHAPITRE I.

DE LA MÉDICATION ATTACHÉE A CETTE MÉTHODE CURATIVE.

Il importe ici, avant toutes choses, de bien établir la médication. On appelle ainsi le changement opéré dans l'état de nos organes par l'action d'un médicament.

Administrer un remède, c'est déterminer dans le corps auquel il est appliqué une série de mouvemens particuliers ; c'est opposer à la maladie que l'on cherche à combattre une maladie, réputée salutaire, qui est le produit de nos agens thérapeutiques. Il faut bien constater cette dernière ; c'est dans le caractère, la succession et l'ensemble des mouve-

mens qui la composent, que réside la médication.

Ce rapport du remède à l'action organique
qu'il détermine est assujetti à des règles qui
varient peu ; il peut être prévu, calculé avec
une grande précision : mais il s'en faut bien
que l'action organique produite, et la guérison qu'on en attend, soient liées entr'elles
par un rapport aussi nécessaire. Cette partie
du problème thérapeutique est plus compli-
quée ; elle renferme plusieurs inconnues à
découvrir, et alors même que l'on a excité
la perturbation jugée la plus convenable,
l'on n'est pas sûr de la guérison, qui ne
dépend pas directement des moyens em-
ployés ; on a seulement placé la nature dans
la position la plus propre à opérer l'événe-
ment qu'on désire.

En parcourant cette chaîne immense, et
souvent interrompue, de rapports intermédiaires qui séparent l'application d'un remède,

des

des effets curatifs qu'on lui attribue, on peut juger combien étoit aveugle, téméraire, sujette à l'erreur, cette philosophie qui régloit autrefois les opérations de la thérapeutique, et qui concluoit directement du remède employé à la guérison du mal. Quelle confiance, quelle certitude pouvoient acquérir des conclusions établies sur des données aussi vagues, qui n'ont aucune liaison entr'elles ? Aussi, cette partie de l'art étoit-elle plus qu'aucune autre livrée au hasard et à l'empirisme.

Et que pouvoit-on attendre alors des esprits vulgaires pour juger cette fausse doctrine, lorsqu'on voit un homme d'un génie supérieur, Boerhaave, enseigner à ses disciples qu'un médicament est une substance qui, appliquée au corps malade, a la propriété de dissiper son état de maladie et de rétablir la santé ?

Aujourd'hui que la médecine a perfectionné ses méthodes d'investigation, un nouveau jour a éclairé les diverses parties de cette vaste science, et la thérapeutique n'a pas été la dernière à réformer sa logique. Elle a senti la nécessité, pour apprécier la vertu, ou, plus exactement, l'influence curative d'un remède, de tenir un compte exact de cette opération intermédiaire, plus ou moins complexe, qui en résulte immédiatement, qui s'interpose entre son application au corps malade et la guérison espérée de la maladie.

Il est facile d'appliquer ces vues générales au sujet qui nous occupe.

La tisane de salsepareille bue à la manière des eaux minérales, cause, les premiers jours de son emploi, une sorte de perturbation dans les voies digestives ; elle excite des nausées, des vomissemens même, quelquefois des selles. De petites sueurs, ou passagères ou continues, ont lieu plus fréquemment encore, depuis le commencement de la cure jusqu'à la fin : mais ce qui sur-tout distingue ici la médication , ce sont d'abondantes urines dès les premiers jours où l'on prend le remède. Bientôt l'impression qu'il produit sur le tube intestinal cesse ou se modère ; ou plutôt l'estomac, de tous les organes le plus docile au joug de l'habitude, s'accoutume à cette grande quantité de liquide dont on l'inonde chaque jour à des heures fixes ; alors la boisson médicamenteuse opère plus régulièrement ; son action se concentre, se localise davantage. Elle agit foiblement encore, et jusqu'à la fin par les sueurs : mais c'est sur-tout par des urines excessives qu'elle manifeste son activité et sa puissance.

Voilà ce qui arrive le plus ordinairement : mais quelquefois cette médication est troublée, pervertie, changée même entièrement par des circonstances particulières et inappréciables du tempérament ou de la constitution. Ainsi, quelques malades vomissent constamment la boisson, et il faut pour eux renoncer à cette méthode, dont le but est manqué par ce contre-temps. D'autres sont tous les jours purgés par elle. L'expérience m'a appris qu'il ne faut pas trop redouter ce partage de l'action médicamenteuse entre les reins et les intestins. Les malades qui l'éprouvent sont aussi sûrement guéris que ceux dans lesquels le remède opère par les reins seulement. D'autres enfin sont baignés d'une petite sueur douce, continue, plus abondante pendant la nuit, c'est-à-dire lorsque le système urinaire est plongé dans une espèce de repos, et qui ne contrarie point, pendant le jour, le flux abondant des urines.

On voit par cet exposé de la médication, que cette méthode détermine à la fois plusieurs actions organiques, qui concourent toutes à la guérison de la maladie. En les classant dans l'ordre de leur constance et de leur intensité, nous devons placer en première ligne l'accroissement considérable de secrétion qu'éprouvent les organes urinaires, ensuite l'activité un peu plus grande de la peau donnant lieu aux moiteurs dont nous avons parlé; enfin les perturbations des organes digestifs, qui sont les premiers effets manifestes du traitement, mais qui ne passent guère les premiers jours de son emploi.

De ces trois actions, la plus importante, celle qui doit plus particulièrement fixer notre attention, c'est l'activité vitale augmentée des reins, et le flux abondant d'urines qui en est le résultat. C'est donc elle qui caractérise sur-tout cette méthode curative, les autres lui sont subordonnées; elles sont purement secondaires; il ne faut point en mépriser le concours lorsqu'il a lieu, mais il ne faut rien faire pour le provoquer; on pourroit même à la rigueur s'en passer, puisqu'il est établi par divers faits rapportés dans la première partie, que des malades profondément atteints de l'infection vénérienne ont guéri, et même en peu de temps, sans avoir éprouvé autre chose, pendant toute la

durée du traitement, qu'une excessive secrétion d'urines.

Pour entretenir, pour augmenter même,
lorsqu'il en est besoin, cette action des reins
dans laquelle la faculté active du remède
paroît se concentrer, on soumet le malade à
différentes pratiques, à différens exercices
propres à remplir ce but.

Et d'abord, on exige qu'il boive les verrées
de la tisane aussi rapprochées qu'il est possible. Un quart-d'heure au moins d'intervalle
entre les verrées est nécessaire aux estomacs
qui supportent le mieux une grande quantité
de boisson. Il faut aux plus foibles un repos
de demi-heure, et même de trois quarts
d'heure.

Il semble que la tisane prise froide exci-
teroit plus sûrement les urines ; mais à cette
température elle passe plus difficilement,

elle s'arrête trop dans l'estomac ; les veines intestinales , par l'absorption desquelles s'opère , selon des expériences très - concluantes de M. Magendie , cette rapide secrétion d'urine si mal expliquée par l'ancienne physiologie, reçoivent plus lentement la boisson, ou plutôt elle est secrétée plus tard , avec moins d'avantage pour le malade, par le mécanisme ordinaire. Je prescris donc la tisane tiède. Chaude , elle auroit l'inconvénient de provoquer la sueur plutôt que des urines abondantes.

On recommande au malade , pendant qu'il boit sa tisane, de faire un peu d'exercice dans sa chambre. On en use également ainsi pour les eaux minérales. Cette douce agitation du corps favorise l'absorption du liquide par les veines sanguines intestinales, et hâte son action sur les voies urinaires.

On ne lui défend point l'exercice au-dehors pendant le reste du jour, et même en frappant la peau d'un léger refroidissement par l'impression de l'air extérieur, on n'en détermine que plus sûrement la secrétion surabondante des urines, par laquelle doit surtout s'accomplir l'œuvre de la guérison.

C'est dans les mêmes vues que, pendant les repas, je fais boire une infusion légère de réglisse pure, ou nitrée, ou coupée avec du vin blanc, aux malades chez lesquels l'effet diurétique est paresseux à s'établir ou prompt à s'interrompre. La bière mêlée d'eau est plus agréable à quelques autres, plus conforme à leurs habitudes, et elle rend le même service.

C'est encore pour seconder cet effet de la tisane sur les organes urinaires, autant que pour remédier aux flatuosités incommodes dont se plaignent quelques malades, que je leur conseille l'extrait de genièvre anisé, remède à la fois tonique et diurétique.

Telle est la médication produite par cette

méthode curative ; tel est en même temps le mode d'administration du remède le plus propre à la seconder, à en développer les heureux effets. On verra dans le chapitre suivant, qui est comme la continuation de celui-ci, que des médecins recommandables, en se proposant comme moi de guérir la vérole par des flux d'urine, se sont servis d'autres moyens, dont ils ont réglé l'emploi d'une autre manière, pour arriver aux mêmes fins.

CHAPITRE II.

HISTOIRE DE CETTE MÉTHODE CURATIVE.

Le tableau que nous allons tracer sera purement historique. Il se formera par l'observation successive de cette méthode thérapeutique aux différentes époques où elle a été employée. Il doit présenter l'ordre des changemens, des modifications qu'elle a subies selon l'esprit et les vues particulières des médecins qui l'ont connue, qui en ont adopté l'usage. Ce chapitre n'est donc pas seulement destiné à continuer, à compléter celui qui précède, mais il est bien plutôt un terme de comparaison pour juger la valeur des notions exprimées dans l'autre.

Jean Mannard (1) prétendoit que de toutes les manières d'employer la décoction de gayac contre les maladies vénériennes, la plus efficace et la plus sûre étoit de l'administrer à la manière des eaux thermales que les Italiens sont dans l'usage de boire à la dose de cinq hémines, et par intervalles, dans la matinée. On pourroit remonter bien plus haut encore, et y découvrir des traces de cette méthode curative. Ainsi, c'étoit une pratique fort usitée dans l'antiquité , de traiter certaines maladies chroniques par une quantité énorme de boisson médicamenteuse, prise le matin à jeun, dans l'espace de quelques heures. Dioscoride indique dans ses ouvrages une espèce de petit-lait qu'il prescrivoit de la sorte avec un merveilleux succès. La lecture des anciens auteurs, quelques pratiques de médecine populaire, l'usage

____

(1) Morgagni : *De sedibus et causis morborum.* L. iv, epist. 58.

des eaux minérales, par exemple, ont pu
donner à Mannard l'idée d'une méthode
qu'il a le premier, je crois, fait servir à la
guérison des maladies vénériennes.

Malgré l'exemple de cet habile médecin,
elle étoit absolument oubliée, lorsqu'un
autre italien célèbre, Massaria (1), lui rendit
sa première vogue. Il s'étonnoit que cette
méthode de Mannard fût de son temps
tombée en désuétude; il ajoutoit qu'il l'avoit
maintes fois employée, et avec tant de
succès, que des malades avoient obtenu par
elle, en quelques jours et presque sans peine,
ce que d'autres, en suivant d'autres traitemens, obtiennent plus tard et avec des in-
commodités de toute espèce.

L'usage en étoit encore une fois abandonné
au temps de Valsalva (2) qui de nouveau

____

(1) Pract. med. L. 6.
(2) Morgagni, op. cit. id. loc.

en signala les avantages. Il n'employoit ni la décoction de gayac seule, ni celle de salsepareille ; il faisoit prendre au malade l'eau stibiée que les Italiens appellent *aqua Corsi*. Comme il n'entre à cet égard dans aucune explication, il faut deviner ce qu'il entend par là ; et il est assez probable que l'*aqua Corsi* ou l'eau stibiée n'est pas autre chose que la décoction d'antimoine cru enfermé dans un nouet, ou, comme nous l'avons déjà dit, une espèce de bochet avec l'antimoine. Il commençoit par prescrire deux ou trois livres de cette boisson, et il observoit attentivement de quelle manière elle opéroit. Si elle passoit difficilement, si elle provoquoit des selles ou des sueurs, il ne faisoit pas continuer. Si, au contraire, elle déterminoit d'abondantes urines, il en maintenoit l'usage ; il augmentoit ensuite la dose peu à peu, jusqu'à ce que le malade en prît cinq livres chaque jour.

Morgagni, venu plus tard, adopta la méthode de son maître sans y rien changer. Il en parle avec de grands éloges dans le traité *De sedibus et causis morborum;* il paroît qu'il l'employa souvent, et toujours avec succès, sans renoncer pourtant aux autres méthodes connues.

A une époque plus rapprochée de nous, Fordyce (1) paroît avoir eu les mêmes vues que ces illustres médecins italiens. Il prescrivoit trois onces de racine de salsepareille fraîche, que l'on faisoit cuire dans six livres d'eau jusqu'à réduction de deux livres, avec addition d'une petite quantité de réglisse sur la fin de l'ébullition. Cette quantité de boisson étoit consommée en deux ou trois fois dans les vingt-quatre heures. La dose considérable de salsepareille qui entre dans cette tisane, la durée de l'ébullition à laquelle cette racine est soumise, la décoction concentrée qui en résulte, enfin la circonstance d'en boire une grande quantité à la fois, sont

____

(1) Rewieuw of the venereal disease. Ed. 1785.

autant de traits qui rapprochent cette méthode de la nôtre. La ressemblance paroîtra
plus frappante encore, lorsqu'on saura que
Fordyce ne faisoit point observer une diète
sévère à ses malades, et qu'il ne les obligeoit
point à demeurer dans leur chambre. L'ab-
sence de ces précautions semble indiquer que
l'action du remède par la peau n'étoit pas
celle sur laquelle il comptoit le plus.

Nous évitons, dans notre méthode, cette
progression mesurée qu'observoit Valsalva ;
nous commençons tout à coup par une grande
dose de boisson, et la perturbation qui est
l'effet de cette marche franche n'est pas
perdue pour le malade. Nous avons remarqué, lorsqu'elle avoit lieu, qu'elle produisoit,
dès les premiers jours, une amélioration considérable dans les symptômes.

On nous demandera peut-être en cet en-
droit, et c'est le cas de s'en expliquer, pour-
quoi ayant principalement en vue d'opérer

une médication diurétique, nous donnons cependant la préférence à une racine qui passe pour produire l'action la plus opposée. On pourroit croire que, par ce choix mal raisonné en apparence, nous fuyons précisément ce que nous avons intérêt d'atteindre. Nous répondrons que Mannard, pour exciter un flux abondant d'urine, employoit bien le gayac, réputé avec raison plus sudorifique encore que la salsepareille; nous ajouterons qu'ici l'agent thérapeutique employé paroît indifférent, quel qu'il soit, à la partie la plus importante de la médication, qu'on obtient non du remède, mais de son mode d'administration, comme la pratique de Valsalva et de Morgagni semble l'annoncer; que cependant nous n'avons pas voulu nous priver entièrement de l'effet sudorifique obtenu par la salsepareille, tout borné, tout secondaire qu'il est; qu'enfin une partie des actions organiques déterminées par la faculté active des remèdes, restant inappréciable à nos moyens d'analyse et d'observation, nous devons

devons être très-réservés dans nos jugemens sur la valeur positive de ces divers agens thérapeutiques; admettre et supposer, en évaluant leur manière d'agir, tous ces effets plus nombreux peut-être que nous ne pensons, qui ne tombent point sous nos sens, et accorder quelque chose à l'observation empirique qui constate, au moins pour la salsepareille, que cette racine a des vertus anti-vénériennes occultes, et qu'elle guérit la vérole, alors même qu'elle ne produit aucune opération organique sensible pour nous.

A toutes ces raisons pour préférer la salsepareille dans nos traitemens, nous ajouterons que de tous les anti-vénériens fournis par le règne végétal, aucun n'est plus estimé et ne mérite mieux cette faveur. Les médecins portugais nous regardent en pitié quand nous assurons gravement que la salsepareille ne guérit point la vérole; ils prétendent que nous ne savons pas nous en servir; ils affirment qu'elle réussit toujours quand on la prépare selon le procédé des Indiens, qui la font cuire pendant cinq ou six heures, en ajoutant de nouvelle eau à mesure que la première se dissipe par l'ébullition.

C'étoit aussi le sentiment de De Haën (1). Il regardoit la salsepareille comme un anti-syphilitique de premier ordre, quand on administroit en même temps deux décoctions de cette racine, l'une très-concentrée, et l'autre plus légère, dont on donnoit alternativement un verre, coupé avec un peu de lait, toutes les heures, en commençant de grand matin jusqu'au soir. Je cite cette méthode, imaginée par l'un des plus habiles médecins du dernier siècle, avec d'autant plus de plaisir, qu'elle rentre dans notre cadre, et trouve plus particulièrement sa place dans ce tableau historique.

____

(1) Ruef, Consultationes medicæ. *Augustæ Vinde-licorum*, 1777, 1 vol. in-8. p. 105.

Une seule difficulté, que nous ne cherchons point à déguiser, affoiblit un peu les éloges que nous prodiguons à cette utile racine, c'est le prix coûteux des traitemens. Il est certain qu'une consommation considérable de salsepareille, répétée tous les jours et pendant des mois entiers, devient ruineuse pour les malades qui sont obligés de calculer sévèrement toutes leurs dépenses. Si l'économie s'en mêle, l'inconvénient est pire encore ; on achète souvent alors, au lieu de salsepareille, une racine sans vertus, qui n'est qu'une grossière substitution de la fraude.

On remédieroit peut-être à cet abus, en introduisant en France l'usage du *Carex arenaria*, L., appelé en Allemagne la salsepareille des pauvres. J'ai déjà fait quelques tentatives, il y a dix ans, pour substituer ici cette racine à la salsepareille, devenue pour nos pays l'objet des spéculations les plus frauduleuses. Un négociant-épicier de Lyon en fit venir de Francfort, par mon conseil, une grosse provision, qui s'écoula assez rapidement d'après mes ordonnances : mais mon exemple n'ayant pas été suivi, il ne trouva pas son bénéfice suffisant, et ne fut point encouragé à continuer.

Quoi qu'il en soit, cet essai me fit découvrir un excellent moyen thérapeutique de plus, qui jusque-là ne m'étoit connu que par la lecture des livres, et sur-tout par l'article assez remarquable que Murray lui a consacré dans sa matière médicale (1).

J'employai le *Carex* dans la plupart des cas où la salsepareille pouvoit convenir, et j'eus l'occasion de m'assurer que ces deux racines, qui d'ailleurs se ressemblent beaucoup, jouissent absolument des mêmes propriétés médicales. Je suis même porté à croire

____

(1) Tome v. *Gottingæ*, 1790, p. 310.

que le *Carex* employé dans notre méthode aux mêmes doses que la salsepareille, agiroit plus vivement encore que cette dernière sur les voies urinaires, attendu que frais, il a une odeur balsamique assez analogue à celle de l'huile de térébenthine. Je regrette bien de n'avoir pas connu cette méthode curative à l'époque où j'expérimentois les effets de cette racine. Je pourrois citer des faits positifs, et je ne serois pas réduit aujourd'hui à parler de cette substance par supposition, relativement au sujet qui m'occupe.

La racine de *Carex* n'est pas non plus sans analogie avec le gayac, et, comme ce bois, elle laisse dans la bouche, quand on la mâche, une saveur douceâtre et balsamique.

Je suis loin, au reste, de partager l'enthousiasme et l'exagération de Gleditsch, savant médecin et naturaliste prussien, qui a donné sur le *Carex* deux intéressans mémoires (1), dans lesquels il n'hésite point, poussé à cet excès par des vues patriotiques très-respectables sans doute, à établir que le *Carex* est supérieur, en tous points, dans l'usage médical, à la racine tant vantée de salsepareille. Quant à moi, dont le jugement doit paroître moins suspect, parce que les deux sujets du procès me sont également étrangers, je me contente de placer la racine de *Carex arenaria* à côté de la salsepareille, dont elle balance absolument toutes les propriétés. La préférence entr'elles ne pouvant être motivée sur la différence de leurs vertus, devient un objet de convenances particulières. Le prix infiniment modique auquel on vend l'une, et la facilité plus grande de se la procurer parfaitement pure et naturelle,

---

(1) Mémoires de l'académie royale des sciences de Berlin, année 1768, depuis la page 12 jusqu'à la page 41. — Dissertation physico-économique sur les moyens de diminuer les fonds sabloneux de la Marche.

devroient décider pour nous la question en
sa faveur.

Il ne paroît pas d'ailleurs que le monopole
et la fraude puissent jamais s'attacher au
Carex, dans le cas où son usage deviendroit
général en France, avec autant de profit
qu'ils se sont attachés à la salsepareille. Cette
racine, remarquable par un grand nombre
d'espèces, dont la plupart jouissent des mêmes
propriétés médicinales, est, au rapport des
voyageurs, aussi abondante dans les sables
du Brandebourg que l'herbe dans nos prai-
ries. Les habitans du pays sont incommodés
par l'extrême facilité de sa reproduction autour de leurs demeures; ils l'arrachent et la
brûlent, ou la font servir à différens usages
domestiques, en attendant que le commerce,
mieux informé de sa valeur, s'empare de sa
culture et étende aux contrées les plus loin-
taines les avantages de son exportation.

Déjà l'opinion de Gleditsch a prévalu dans

les états du roi de Prusse; l'on a renoncé, dans tous les hôpitaux et ambulances militaires de ce pays, à l'usage de la salsepareille; on a remplacé cette racine par celle de *Carex arenaria*, de laquelle on obtient les plus heureux effets dans les maladies vénériennes et les rhumatismes chroniques. La voix du savant a provoqué cette avantageuse substitution, et des ordonnances royales l'ont consacrée.

CHAPITRE III.

AVANTAGES ET INCONVÉNIENS DE CETTE MÉTHODE CURATIVE.

LA lecture de l'article *Gayac* dans la Matière médicale de Murray (1), faite il y a long-temps, me donna la première idée de cette méthode curative ; mais j'y fis alors peu d'attention. Il ne paroît pas que Murray lui-même y attachât plus d'importance, car il lui consacre à peine quelques lignes , et plutôt pour l'histoire de la science que dans l'intérêt de l'art. Morgagni (2), que je lus

______

(1) Tome III. *Gottingæ*, 1784, p. 413 et 414.
(2) Op. cit. loc. cit.

plus tard, m'apprit tous les avantages de cette méthode; je désirai la connoître par mes propres observations, la juger par des faits qui se seroient passés sous mes yeux, et je l'adoptai dans ma pratique.

Mes premiers essais ne furent point heureux; je l'opposai d'abord aux progrès des symptômes vénériens primitifs, et ce fut sans aucun avantage pour les malades. Les blennorrhagies mêmes furent constamment exaspérées par ce traitement. Je rencontrai plus juste, lorsque ensuite je l'appliquai aux symptômes vénériens généralisés, à la vérole proprement dite. C'est là, c'est dans ce cadre pathologique que cette méthode doit être renfermée, étudiée, et qu'elle est réellement une des plus efficaces que possède la thérapeutique anti-vénérienne.

Elle opère sur-tout des merveilles, quelquefois même en peu de jours, dans ces véroles anciennes qui rassemblent tous leurs

effets sur la peau, et y déterminent des pustules, des ulcères sordides, des dartres ron-
geantes, des efflorescences de la plus mauvaise nature ; dans celles qui portent plus
particulièrement leur impression sur les os,
et les affectent de caries, d'exostoses, de
douleurs dites ostéocopes ; dans celles enfin,
à la fois plus rares et déterminées d'une manière moins précise, où le cerveau, les nerfs,
les organes des sens et le cuir chevelu sont
l'unique ou principal siége des symptômes.

Dans l'état présent des connoissances physiologiques, il n'est peut-être pas impossible
de trouver les lois de ce rapport spécial d'une
méthode diurétique, ou qui agit principalement par les urines, avec les trois cathégo-
ries de symptômes syphilitiques qui viennent
d'être exposés. C'est à découvrir ces lois et à
les établir que nous destinons les considérations suivantes.

La peau et le système urinaire sont liés,

dans l'état de santé, par de nombreux rapports. Leurs fonctions se suppléent ; elles sont dans une sympathie continuelle d'antagonisme, si je puis parler de la sorte. La nature ne diminue jamais l'activité de l'une, que pour augmenter d'autant celle de l'autre. L'on transpire peu lorsqu'on urine beaucoup, et lorsqu'on transpire beaucoup on urine peu. Les faits sans nombre qui se pressent autour de cet axiôme physiologique sont trop vulgaires, trop notoires, pour avoir besoin d'être rappelés.

Les choses ne se passent pas autrement dans l'état pathologique et dans les opérations thérapeutiques relatives à ces deux systèmes d'organes ; c'est toujours accroissement d'action d'un côté, et diminution correspondante de l'autre.

Faut-il donc s'étonner qu'en excitant les voies urinaires d'une manière forte, permanente, prolongée, on fasse cesser une activité

morbifique établie à la surface du corps ?
que des dartres, des pustules, des efflorescences cutanées disparoissent sous l'influence
continue d'un remède qui provoque un flux
abondant d'urines ? Toutes ces conséquences
sont trop rigoureusement déduites du principe, le principe lui-même est trop incontestable, pour que l'explication adaptée à cette
première division des symptômes vénériens
guéris par notre méthode thérapeutique, pa-
roisse arbitraire ou purement hypotétique.

L'utilité de cette méthode dans les véroles
du système osseux appartient à un ordre plus
subtil de considérations, et il faut ici reprendre les choses de plus haut. Nous avons
cependant l'espoir, pour ce second ordre de
faits, de placer la vérité dans le même jour,
en nous appuyant toujours de démonstra-
tions physiologiques.

Si le cerveau n'est pas l'organe sécréteur
du phosphore, il en est au moins le réservoir;

et ce principe actif, étonnant, paroît être l'un des grands moteurs de la vie. On ne connoît certainement ni tous les ressorts qu'il anime dans la mécanique vivante, ni toutes les combinaisons dont il est suscep‑tible. On sait seulement qu'une partie de cette substance est déterminée vers les os, où elle se mêle et s'unit avec une terre pri‑mitive pour former une des bases, un des élémens du système osseux; tandis que la partie surabondante dirigée vers les reins y est sécrétée sous deux formes, sous celle d'acide phosphorique libre, et sous celle d'acide phos‑phorique combiné, c'est-à-dire produisant avec d'autres substances différens sels.

Le cerveau, les os et le système urinaire sont donc liés, au moins dans ce qui est re‑latif au phosphore, par un ensemble d'opé‑rations communes. Si cette union paroissoit équivoque, qu'on examine ce qui a lieu dans certaines maladies de l'enfance, dans le rachitis par exemple, et bientôt, j'espère, on cessera d'en douter.

On peut donc agir sur l'état des os, changer la proportion des principes qui les constituent, et exercer dans leurs maladies une véritable action organique, non en opérant sur eux par des remèdes directs et doués de propriétés spécifiques, mais en excitant profondément les organes urinaires, en déterminant une prédominance relative de la sécrétion propre à ces organes.

Il est donc au moins probable qu'une méthode curative essentiellement diurétique n'offre pas une médication indifférente dans les véroles des os.

Je passe à un ordre de rapports plus facile peut-être à déterminer, c'est la guérison des véroles affectant le cerveau, les nerfs, le cuir chevelu, par un flux abondant d'urine.

On diroit, au premier aspect, que les

systèmes nerveux et urinaire n'ont rien
de commun dans les opérations par lesquelles ils concourent à l'exercice de la vie.
Leurs attributions semblent totalement diffé
rentes ; cependant un examen plus attentif fait
découvrir entr'eux des rapports importans ; et
d'abord ils sont l'un et l'autre des appareils
sécrétoires : telle est au moins l'opinion des
plus savans physiologistes de l'époque présente, relativement aux nerfs. Le principe
phosphorique établit pour eux un autre
concours d'action. Si l'un de ces systèmes
en est le réservoir, le véhicule, l'autre agit
sur ce principe à sa manière, selon les vues
de la nature.

L'état de maladie multiplie encore ces
rapports. Qui ne sait tout ce qu'on apprend
d'utile et d'important dans les maladies de
la tête, dans les affections des nerfs, par
l'inspection attentive des urines ? Tout le
monde connoît ces urines troubles et jumen-
teuses qui, dans les fièvres, présagent le
développement

développement ultérieur des symptômes ataxiques , ces urines claires , limpides, peu différentes de l'eau , rendues avec abondance , qui sont l'un des plus constans caractères des spasmes hystériques et hypocondriaques. On sait en outre avec quelle facilité les apoplexies déterminent la paralysie des voies urinaires et la rétention d'urine , et réciproquement combien est rapide et foudroyant le développement des symptômes apoplectiques dans les affections profondes des reins et de la vessie. C'est d'après des observations semblables que M. Coindet, médecin de Genève , dans une excellente dissertation sur l'hydrocéphale aiguë des enfans, publiée l'an passé, admet et distingue une espèce d'urine qu'on pourroit appeler hydrocéphalique.

L'état du cuir chevelu est aussi lié par une étroite sympathie avec celui des voies urinaires. Des observations physiologiques modernes, consignées dans un recueil qui est entre les mains de tout le monde, ont prouvé que la coupe des cheveux n'est pas indifférente à l'action sécrétoire des reins; que la nature des urines est changée dans la teigne, et que les diurétiques sont les plus sûrs antidotes contre cette lèpre des cheveux.

Qu'est-il besoin de multiplier davantage les preuves pour établir qu'une médication active par les urines peut attaquer efficacement des symptômes, quel que soit d'ailleurs leur principe et leur nature, dont le cerveau, les nerfs, les organes des sens, le cuir chevelu sont le siége ?

Je m'étonne quelquefois, quand je considère le rôle important du système urinaire parmi les autres organes sécréteurs, le soin extrême avec lequel la nature en a disposé l'appareil, le nombre et l'ensemble des pièces qui le composent et qui en font le plus complet des organes du même genre, la prédominance relative qu'il acquiert dès le premier âge de la vie, qu'il semble perdre ensuite, mais qu'il reprend plus tard d'une manière à la fois plus forte et plus durable, ses rapports intimes avec la plupart des grands systèmes de l'économie animale, la facilité qu'a la nature d'éliminer par cette voie les produits les plus grossiers du detritus organique, le nombre des crises qu'elle opère par les urines, l'abondance et la variété des principes que l'analyse chimique découvre dans ce liquide, l'importance de sa sécrétion pour l'homme qui n'a pas, comme les animaux couverts de poils, la faculté de perdre par la surface extérieure une partie des substances devenues étrangères ou inutiles à la composition du corps ; je m'étonne, dis-je, que les médications exercées sur le système urinaire soient aussi rares, aussi timides, aussi imparfaites qu'elles le sont. Il me semble qu'il seroit également conforme et aux principes d'une saine physiologie, et à la direction la plus fréquente des efforts conservateurs, dans l'état pathologique, d'appliquer plus souvent nos moyens thérapeutiques à ces organes.

Les traitemens par les eaux minérales sont essentiellement des méthodes diurétiques ; les heureux et puissans effets qu'on en obtient dans une foule de maladies chroniques, ne semblent-ils pas confirmer nos suppositions et les convertir en faits pratiques ?

D'un autre côté, les médications diurétiques sont plus simples ; et souvent, pour être excitées, elles n'ont pas besoin de l'appareil compliqué des médicamens. L'eau pure, froide, prise avec une certaine abondance, suffit quelquefois pour les produire.

Ajoutons encore qu'elles dérangent moins les habitudes ordinaires de la vie ; que leur emploi est plus compatible avec le soin de nos affaires et l'exercice de nos devoirs. Il faut se confiner dans une chambre, se constituer malade, pour obtenir les effets attachés à d'autres médications. Ici, au contraire, l'impression de l'air extérieur et le mouvement au-dehors, loin de nuire à l'opération des remèdes, ne font que la renforcer, que la rendre plus active et plus régulière.

Mais gardons-nous de rien exagérer; tout n'est point avantage dans cette action organique que nous avons excitée, et c'est par cette considération que je rentre dans mon sujet, dont ces vues générales m'avoient fait sortir.

La méthode diurétique décrite dans cet ouvrage est loin de convenir à toutes les maladies vénériennes; j'ai déjà dit que les symptômes primitifs échappoient à son action, que quelques-uns même recevoient d'elle un funeste accroissement.

Les symptômes vénériens secondaires ou consécutifs, qui constituent précisément la vérole, ressortissent mieux de ses attributions :

mais elle ne s'applique pas à tous ces symptômes avec le même avantage. On a pu voir,
par quelques faits exposés dans la première
partie, que la tisane de salsepareille bue à la
manière des eaux minérales, a dissipé des
ulcérations de l'arrière-bouche : mais lorsque
le désordre est considérable, profond, avec
une grande désorganisation de parties, je
préfère à cette méthode celle que le médecin
bordelais Desault a fait connoître il y a près
d'un siècle. Je parle de cette dernière, non
pas seulement d'après la lecture de cet auteur, mais d'après une expérience réitérée.
Je pourrois, entr'autres faits, rapporter, si
c'étoit ici la place, l'observation d'un roulier
provençal atteint d'un chancre énorme dans
l'arrière-bouche, traité sans succès par divers
médecins, et abandonné ensuite comme in-
curable, que j'ai parfaitement guéri, dans
l'espace de deux mois, par cette méthode
mercurielle purgative.

Les bubons consécutifs, les chancres consécutifs du vagin, du rectum et du gland, ne sont pas non plus les cas où notre méthode mérite la préférence. Elle n'est pas inutile alors, mais elle prend son rang après des moyens plus connus et en même temps plus certains.

Lorsqu'il s'agit des symptômes auxquels elle convient le mieux, tels que les caries, les exostoses, les hyperosostes, les douleurs ostéocopes, les dartres, les pustules, les ulcères cutanés, etc., il ne faut pas que la gravité du mal exprimé sous ces différentes formes fasse hésiter dans son application. Au contraire, plus la vérole est ancienne et intense ; plus elle a résisté au mercure, plus aussi cette méthode opère rapidement et avec efficacité. On est étonné, après quelques jours, du changement considérable survenu dans les symptômes. Les malades ne sont pas les derniers à le remarquer, et le baume de la confiance se répand sur leurs blessures morales. Ils passent même quelquefois, comme j'en ai rapporté un exemple, du plus sombre désespoir à une joie sans bornes, qui assure de plus en plus les heureux effets du remède.

Quand je me rappelle tous les cas infiniment graves où cette méthode a réussi, et j'en ai cité deux ou trois bien remarquables, je suis tenté de croire que ce moyen curatif doit être sur-tout réservé pour ces véroles invétérées, compliquées, rebelles, qui ont jeté dans le corps de profondes racines, et que les maîtres de l'art tiennent souvent pour incurables.

Ces éloges paroîtront peut-être hyperboliques : mais je n'en rabats rien, et certes, les illustres médecins italiens qui ont employé cette méthode n'en pensoient pas plus modestement.

Valsalva auroit-il dit moins que cela, lui qui assuroit avoir guéri en trois jours, avec

l'eau stibiée, d'anciens ulcères vénériens ?
Morgagni cite deux guérisons rapides opérées sous ses yeux par cette méthode, et il
ajoute qu'il auroit bien voulu avoir pour
témoins de ces cures ceux qui ont imaginé
que la boisson passoit directement de l'estomac à la vessie; il pensoit que des guérisons *aussi promptes* supposoient nécessaire-
ment la circulation du liquide avec le
sang (1). Massaria appelle cette méthode
Tam præclarum institutum. Il parle aussi de
guérisons opérées en quelques jours (*paucis*

---

(1) Cette condition n'est peut-être pas nécessaire
à la guérison : mais elle a lieu en effet. M. Magendie,
comme nous l'avons déjà dit, a eu le mérite de résoudre, dans ces derniers temps, ce grand problème
physiologique. (Voyez sa physiologie, tome II). Dans
ces rapides sécrétions de l'urine, la boisson passe
bien dans le sang avant d'arriver aux reins et à la
vessie ; il est vrai seulement qu'elle ne suit pas les
routes ordinaires, et qu'elle est transportée des premières voies dans les secondes par les veines sanguines intestinales.

diebus). Il ajoute, *se hoc* (*instituto*) *summâ cum facilitate et felicitate usum esse.*

Ce n'étoit certainement pas *pour faire valoir la drogue*, comme disoit la Métrie, que ces savans médecins s'exprimoient de la sorte. Leur langage étoit celui de l'observa-tion la plus désintéressée : mais ce langage étoit animé par un amour très-vif de l'huma-nité, qui leur faisoit attacher un grand prix à une méthode éprouvée par eux, et qu'ils regardoient comme infiniment utile.

Pour achever d'en poser les limites, pour déterminer plus précisément encore la vraie mesure de son utilité, nous allons signaler quelques circonstances étrangères à la nature des symptômes vénériens, dans lesquelles son emploi ne seroit pas parfaite-ment sûr.

Il est des sujets dont les reins sont frappés d'une inertie habituelle, qui s'oppose à une

sécrétion surabondante d'urine. L'effet diurétique est alors incomplet, incertain, et
l'on a besoin de le décider par le concours
d'autres moyens. J'ai produit quelquefois un
plus grand flux d'urines en prescrivant aux
malades de boire, à leurs repas, une infusion légère de réglisse, de l'eau nitrée, une
décoction de baies de genièvre, de la bière
ou du vin blanc coupés d'eau. Lorsque ces
moyens auxiliaires n'augmentent pas l'énergie
des reins, ou que cette énergie n'est pas sup-
pléée par une diarrhée séreuse, je renonce à
l'usage de cette méthode. Valsalva étoit encore plus scrupuleux; lorsque l'effet diurétique n'avoit point lieu, il regardoit comme
nuisible toute autre déviation de la tisane,
et de suite il la faisoit discontinuer.

Les hypocondriaques ne la supportent
pas mieux que les sujets dont nous
venons de parler. Leur estomac est facilement surchargé par une grande quantité de
boisson ; s'ils prennent trop de liquide à

la fois, les flatuosités, les rapports aigres,
le pyrosis auxquels ils sont si sujets devien-
nent insupportables. Ils sont ordinairement
plus incommodés de leurs maux le matin,
c'est-à-dire à l'époque de la journée que l'on
consacre à ces traitemens. Si l'on persistoit à
continuer, malgré tant de considérations
qui en détournent, on ruineroit entièrement
les forces digestives, on détermineroit dans
l'estomac un délabrement que l'on auroit
ensuite, dans la convalescence, la plus
grande peine à réparer.

Ce traitement convient moins encore aux
individus qui, sans être hypocondriaques,
ont l'estomac dans un état habituel d'irrita-
tion et de sensibilité qui le dispose inces-
samment à la phlogose. On sait combien le
volume des alimens et des boissons doit être
ménagé à ces sujets. Aussi M. Broussais,
dans son traitement de la gastrite, recom-
mande-t-il de faire boire les malades le
moins possible. Le poids de la boisson sur

un organe devenu sensible outre mesure, la
distension mécanique de ses parois, expli-
quent l'utilité de ce conseil. D'ailleurs l'estomac dans cet état est rapetissé, rétréci,
resserré sur lui-même, et c'est le cas de
prendre à la lettre ce que l'abbé de Voisenon
disoit plaisamment à Bouvard qui lui prescrivoit une pinte de tisane. Et comment
pourrai-je boire une pinte, moi qui ne tiens
que chopine ?

La phlogose des reins et de la vessie constitue une autre contr'indication de cette
méthode, et il faut alors s'en abstenir quand
bien même son emploi seroit parfaitement
indiqué par l'espèce des symptômes vénériens
à combattre. Il est facile de concevoir comment l'exercice de ces organes, augmenté
tout à coup par l'action d'une méthode diurétique, peut développer leur phlogose, la
porter au plus haut degré, et hâter les dégénérations organiques dont ils sont sans cesse
menacés dans cet état.

On pourroit étendre plus loin ces considérations et former un plus long chapitre des hypothèses négatives , c'est-à-dire des cas où ce moyen curatif peut être supposé nuisible ou peu convenable. Nous nous sommes bornés aux contr'indications que l'expérience et ses inductions immédiates nous ont fait connoître ; nous livrons les autres, qui pourroient être un sujet de discussion , à la sagacité des médecins qui prendroient quelque confiance dans notre méthode, et seroient tentés de l'employer d'après nous.

CHAPITRE IV.

RÉSUMÉ DES OBSERVATIONS PARTICULIÈRES
ET DES CONSIDÉRATIONS GÉNÉRALES.

————

CETTE méthode anti-vénérienne peut être appelée *méthode diurétique*, si l'on n'a égard qu'à la médication qui en résulte. Elle seroit aussi bien nommée méthode italienne, si l'on cherche dans son histoire la dénomination qui lui convient. En effet, inventée d'abord par des médecins italiens, et bientôt abandonnée, elle fut ensuite rétablie par deux autres médecins de la même nation. Il ne paroît pas même que son usage ait été connu au-delà de l'Italie; car les méthodes de Fordyce et de De Haën, qui s'en rapprochent par quelques circonstances de leur emploi,

ne sont pas absolument des méthodes diurétiques, ou n'ont pas au moins un caractère
de médication aussi prononcé.

La manière dont on prend les eaux minérales a donné peut-être l'idée de ce moyen
curatif. Peut-être aussi n'est-il qu'une heureuse imitation de la pratique suivie ancien-
nement par quelques médecins Grecs et Ro-
mains, et qui consistoit à faire boire aux
malades, le matin à jeun, une grande quantité d'eau chargée d'un principe médica-
menteux.

Pour opérer cet effet diurétique, Mannard
et Massaria employèrent une légère décoction de gayac. Valsalva et Morgagni donnoient la préférence à l'eau stibiée. C'est la
tisane de salsepareille qui a servi à nos traitemens. La nature de la substance médici-
nale employée, et la grande dose de cette
racine qui entre dans notre tisane, rapprochent cette méthode de celles qu'ont fait
connoître

connoître Fordyce en Angleterre, et De Haën
à Vienne en Autriche. Notre méthode emprunte donc quelque chose aux diverses méthodes de ces célèbres médecins. Nous devons,
par exemple, aux Italiens l'idée curative prin-
cipale, la médication diurétique, et aux deux
autres le choix que nous avons fait de la salsepareille, et la dose considérable à laquelle
nous la prescrivons.

Il résulte de là que, quoique notre méthode
soit essentiellement diurétique, elle a plusieurs effets secondaires, moins importans à
la vérité que le flux des urines, mais qui concourent néamoins à la guérison des malades.
La perturbation des voies digestives commence d'une manière avantageuse le traitement.

Cette méthode n'est applicable qu'à la vérole, c'est-à-dire aux symptômes vénériens
consécutifs, et parmi ces symptômes, à ceux
sur-tout qui affectent les os et la peau, et qui

ont un caractère plutôt nerveux qu'inflammatoire.

Elle ne convient point dans les cas de
symptômes vénériens primitifs, dans les véroles avec inertie des reins ou phlogose de
ces organes, hypocondrie, vive irritabilité
des voies digestives, etc.

Je ne donne point, au reste, ces observations comme un dernier terme de recherches;
je désire, au contraire, que reprenant les
choses où je les ai laissées, on aille plus avant
que moi, et sur-tout que l'on fasse mieux.
J'ai rempli mon but, si j'ai pu seulement
rétablir l'usage d'une méthode dont je regarde
l'oubli comme une perte réelle que l'art de
guérir a faite. J'engage les médecins à l'es-
sayer de nouveau, et j'espère qu'en des mains
plus habiles elle recevra une perfection qu'il
n'a pas dépendu de moi de lui donner.

FORMULAIRE.

N.º 1.

Prenez salsepareille fendue, ... 4 onces.

Faites cuire cette racine dans six pintes d'eau jusqu'à réduction de quatre pintes. En retirant le vase du feu, ajoutez :

Racine de réglisse écrasée, ... 4 gros.

Laissez infuser ; coulez après refroidissement.

Cette quantité de tisane doit être bue le matin à jeun, en seize verrées tièdes. On en boit une verrée tous les quarts-d'heure , ou toutes les demi-heures, ou seulement tous les trois-quarts d'heure. On se promène dans la chambre, ou même en plein air, en prenant cette boisson. On peut dîner une heure après le dernier verre , et le dîner se compose de pain bien cuit et de grosses viandes rôties ou grillées, telles que bœuf et mou-ton. Après cette grande quantité de boisson , ce

régime convient mieux à l'estomac que l'usage de
nourritures plus légères, comme potages, œufs
frais, poisson, volaille, végétaux. Les malades
peuvent satisfaire leur appétit, et je ne leur im-
pose d'autre règle à cet égard que celle qui leur
est indiquée à eux-mêmes par la portée de leurs
forces digestives. La boisson aux repas est ordinairement du vin rouge ou blanc, coupé d'eau
dans les proportions auxquelles on étoit accoutumé
auparavant. Quelques verres de vin pur ne sauroient nuire, sur-tout si on le prenoit tel avant la
maladie. Le reste du jour, l'on n'a aucune obli-
gation de rester chez soi; l'on peut librement
vaquer à ses affaires, et sortir quelque temps
qu'il fasse.

N.º 2.

Tisane de Quarin (1).

Prenez salsepareille, ... 4 onces.

Antimoine cru, enfermé dans un

nouet, ... 2 gros.

Faites bouillir dans onze livres d'eau jusqu'à réduction de moitié. Ajoutez :

Réglisse, ... 1 once.

Semences d'anis, ... 2 gros.

Faites infuser pendant un demi quart-d'heure, et coulez.

Quarin employoit cette tisane dans le rhumatisme chronique, et ne connoissoit pas de remède plus efficace contre cette maladie. Elle est applicable à une foule de symptômes vénériens consécutifs, et c'est sous ce dernier rapport qu'elle

______

(1) Voy. *Animadversiones practicæ. Viennæ*, 1786, in-8. p. 279, ou la traduction française de cet ouvrage que nous avons publiée. *Paris*, 1807, in-8. p. 290.

figure dans ce formulaire. L'auteur ne s'explique point sur la dose à laquelle il l'administroit ; il pense que cette dose est variable, et qu'elle doit être réglée d'après l'état des malades et la persévérance des symptômes. J'ai réduit de deux tiers, dans la formule ci-dessus, la dose d'antimoine cru proposée par Quarin. Avec ce changement, cette quantité de tisane pourroit être consommée dans un jour, et même dans une matinée. Cette formule appartiendroit alors à la méthode diurétique exposée dans cet ouvrage. Je la conserve donc ici comme terme de comparaison, et pour l'agrément de ceux qui la croiroient préférable à celle que nous avons indiquée sous le numéro précédent.

N.º 3.

Rob anti-syphilitique.

Prenez tisane de Vigarous, une pinte.
Sucre, ... une à deux livres.
Faites cuire jusqu'à consistance de rob.

La dose de ce rob ainsi préparé est d'une cuillerée à bouche quatre fois par jour ; et l'on boit,
immédiatement après chaque dose ou cuillerée,
une grande verrée d'une décoction concentrée
de salseparcille. On augmente peu à peu cette
dose, jusqu'à ce que l'on prenne, tous les jours,
neuf ou dix cuillerées de ce rob.

Si je place cette préparation dans un formulaire où l'on ne s'attendoit guère à la trouver,
parce qu'elle n'a aucun rapport avec les méthodes
diurétiques auxquelles il est consacré, c'est pour
faire connoître une recette extrêmement efficace,
que j'emploie souvent, et qui remplace avanta-

geusement le rob de Laffecteur dans tous les cas où ce rob peut convenir.

La combinaison du sucre à grande dose avec certains médicamens anti-syphilitiques, n'a pas seulement pour but d'adoucir des préparations désagréables et de les rendre plus supportables aux estomacs difficiles et aux goûts délicats. Le sucre est encore un puissant auxiliaire des bois ou racines sudorifiques dans le rob de Laffecteur, dans celui que nous venons d'indiquer, dans le sirop de Cuisinier, dans la décoction sirupeuse de l'hôpital des Capucins de Paris, publiée par M. Lagneau. Cette substance contribue plus que son emploi vulgaire ne semble le promettre, au succès des traitemens. J'ai la connoissance d'une maladie vénérienne qu'elle a guérie. Je donnai des soins, l'année dernière, à un homme de lettres extrêmement connu qui habite Paris, et qui voyageant en province, fut arrêté tout à coup à Lyon par un ictère considérable. Le malade m'apprit qu'il avoit éprouvé, quelques années auparavant, une vérole des plus graves qui avoit résisté à divers remèdes, et dont il fut guéri par un célèbre médecin de la capitale, qui ne lui prescrivit autre chose que deux pintes d'eau à boire, tous les jours, en ajoutant à chaque verre autant de sucre que l'eau en pouvoit dissoudre.

Le sucre n'a été regardé jusqu'ici que comme une substance agréable, et cette qualité très-manifeste a fait négliger l'observation des propriétés plus importantes dont il est doué à un degré remarquable. Les vertus médicinales du sucre ont été plutôt aperçues qu'exactement déterminées. J'ai guéri deux entérites avec ulcération de l'intestin rectum par des lavemens à moitié seringue, uniquement composés d'eau très-sucrée. Je suis parvenu à cicatriser de vieux ulcères en les faisant laver très-souvent avec de l'eau fortement chargée de sucre. J'ai parlé dans le cours de cette dissertation d'un topique extrêmement efficace contre certains chancres vénériens, et dont le sucre fait la base. Si l'on doutoit, malgré cela, que cette substance employée comme remède, et aux doses où elle peut agir comme telle, n'ait des vertus très-réelles et qui lui sont propres,

je renverrois ceux que je n'aurois pas eu l'avantage
de convaincre aux témoignages des hommes les
plus dignes de foi, par exemple aux expériences
que M. Magendie a faites avec le sucre, et qui
ont été suivies d'effets si singuliers, et au long
article *Saccharum officinale*, dans la matière médicale de Murray. (Voyez le tome V, depuis la
page 390 jusqu'à la page 429). Quant à l'efficacité du sucre dans quelques ulcères, quant à son
utilité comme véhicule de certains principes anti-
vénériens, ces vues m'appartiennent ; je ne les
dois à personne ; elles sont le résultat de mes
observations et de mon expérience.

F I N.

TABLE.

PREMIÈRE PARTIE.

FAITS ET OBSERVATIONS PARTICULIÈRES.

SECONDE PARTIE.

Fin de la Table.